Ein besseres Leben mit Parkinson
durch Ayurveda und Yoga

Raja Ray

Als ich das Krankenhaus betrat, war ich voller Zweifel, ob das alles einen Sinn hat. Heute am letzten Tag muss ich sagen, dass ich wie ein Neugeborener wieder in den Alltag zurückkomme. Und Du hast einen wesentlichen Anteil daran!!! Danke dafür!

Werner

Hinweis

Die in diesem Buch wiedergegebenen Informationen sind nach bestem Wissen und Gewissen dargestellt und wurden mit größtmöglicher Sorgfalt geprüft.

Da sie den Rat einer kompetenten Fachperson nicht ersetzen, sondern lediglich ergänzen können, ist es gegebenenfalls empfehlenswert, sich an einen Arzt oder Heilpraktiker Ihres Vertrauens zu wenden. Autor und Verlag übernehmen keinerlei Haftung für Schäden oder Folgen, die sich aus dem Gebrauch oder Missbrauch der hier vorgestellten Informationen ergeben.

Inhaltsverzeichnis

Widmung v
Danksagung vi
Vorwort vii
Einführung xi
Zu diesem Buch xv

TEIL 1 – VORSORGE 1

Kapitel 1: Geschichten von Patienten 3
Kapitel 2: Yoga und Parkinson 19
Kapitel 3: Yoga-Therapie und Ayurveda 35
Kapitel 4: Yoga und Ayurveda –
            Lebensweise für Parkinson-Patienten 51

TEIL 2 – MANAGEMENT 67

Kapitel 5: Selbstvertrauen 69
Kapitel 6: Spiritualität 73
Kapitel 7: Parkinson-Yoga 77
        Yoga für den beweglichen Patienten (Yoga 1) 82
        Yoga am Stuhl für Patienten mit
        Bewegungseinschränkungen (Yoga 2) 123

TEIL 3 – SELBSTHILFE 151

Kapitel 8: Praktische Lösungen für Parkinson-Patienten ... 153
        Leben mit Tremor (Zittern) 153
        Umgang mit der Muskelsteifheit 154
        Yoga-Tanzen und Parkinson 155

    Aufstehen, hinsetzen, sich zur Seite drehen 155
    Hilfe beim Gehen 155
    Schluckfähigkeit verbessern 157
    Fallen 157
    Depression 157
    Schmerz und mentale Unbeweglichkeit 157
    Problembewältigung 158
        a. Kleine Schritte 158
        b. Freezing 159
        c. Tremor 159
        d. Sabbern und Probleme beim Schlucken 160
        e. Aufstehen vom Stuhl 160

Kapitel 9: Klinisches Verfahren 161
Kapitel 10: Briefe von Patienten 167

Schlussbetrachtung 171

Dieses Buch ist gewidmet
Herrn Prof. Dr. Horst Przuntek,
von dem ich über Parkinson erfuhr.

Danksagung

Mein großer Dank geht an alle meine Patienten. Sie waren meine Familie, meine Freunde und meine Deutschlehrer. Sie ermutigten und unterstützten mich, dieses Buch zu schreiben.

Mein spezieller Dank richtet sich an:

Herr Dr. Mass (Berlin)
Herr Niermann (Bern)
Herr Vossbrink (Bochum)
Frau Kables (Hamburg)
Herr Feustel (Köln)
Herr Ehm (Essen)
Frau Tomalla (Köln)

Vorwort

In einem evangelischen Krankenhaus in Deutschland, das staatlich subventioniert wird, gibt es eine medizinische Abteilung: Neurologie und Komplementärmedizin, geleitet von Prof. Dr. Horst Przuntek.

In dieser neurologischen Abteilung mit 20 Betten arbeiten moderne Medizin, Ayurveda und Yoga-Therapie zusammen. Ich habe dort als Yoga-Lehrer und Ayurvedatherapeut gearbeitet.

Im Jahre 2008 arbeitete ich als Yoga-Lehrer in dem luxuriösen Fünf-Sterne-Hotel Taj Exotika in Goa/Indien. Es gab Hubschrauberlandeplätze, einen Golfplatz, und es lag nahe am Strand.

Im November bot mir ein Hotelgast nach zwei Wochen Yoga-Unterricht einen Job an. Ich sollte eine neue Yoga-Therapie für Menschen, die an Parkinson erkrankt waren, entwerfen. Dieser Gast war Prof. Dr. Przuntek. Er war gerade dabei, in Deutschland eine neue Station für Neurologie und Komplementärmedizin zu eröffnen. Er wollte Ayurveda und Yoga in die moderne Medizin integrieren. Dr. Przuntek ist einer der besten Neurologen für Parkinson in Deutschland. Er hatte bereits mehr als 500 wissenschaftliche Artikel in internationalen Zeitungen für Wissenschaft und Forschung veröffentlicht.

Obwohl ich mit Yoga und Ayurvedatherapie seit fünf Jahren in Indien in verschiedenen Ayurveda-Kliniken gearbeitet habe, waren Parkinson und Neurologie für mich völlig neu. Aber es war interessant, und ich begann, die Herausforderung annehmend, am 4. Mai 2009, meine Yoga-Klasse zu unterrichten mit nur zwei deutschen Wörtern, die ich fünf Minuten vorher erfuhr. Ich war 28 Jahre alt, meine Patienten waren 60 Jahre und älter. Das war der Anfang.

Seit 2009 unterrichte ich Yoga in Deutschland. Jeden Tag kommen 20 Patienten zu mir, außerdem sechs Teilnehmer zur Ayurvedatherapie. Ich arbeite 8,5 Stunden am Tag, 42 Stunden pro Woche. Ich habe mehr als 500 Patienten unterrichtet und behandelt. Sie stammen größtenteils aus Europa, es sind aber auch Araber dabei und Personen, die aus Asien kommen. Die Altersgruppe änderte sich auf Personen im Alter von 23 bis 87 Jahren. Es waren sogar Patienten dabei, die noch im Zweiten Weltkrieg gekämpft hatten, und der soziale Status der Patienten war sehr unterschiedlich: Er erstreckte sich vom Unternehmer zum Tangotänzer, vom Fernfahrer zum Studenten, vom katholischen Priester zur Krankenschwester, vom Fernsehjournalisten zum Asylbewerber, vom Zahnarzt zum Psychologen, vom Schwulen zu Lesben etc. Einige kamen im Rollstuhl, andere waren dement, einige konnten sich nicht bewegen, andere litten an dem Phänomen „Restless Legs" (ruhelose Beine), einige hatte ausdruckslose Gesichter (keine Mimik), andere eine unleserliche Handschrift – also alle Arten gestörter und ungeordneter Bewegungsmotorik. Dieser neurologische Bereich war eine gewöhnliche Klinikeinrichtung, die von der Krankenkasse getragen wurde. Unsere Patienten kommen gern immer wieder. Der Tagesablauf ist wie folgt: Morgen-Yoga, medizinische Visiten, Ayurvedatherapien, Physiotherapien, psychologische Beratungen, Logopädien, Ergotherapien.
Zu den Mahlzeiten wird ayurvedisches Essen gereicht.

Bei dem größten Teil unserer Patienten hat sich die Lebensqualität verbessert: motorische Funktion, Gleichgewicht, Koordination, kognitive Kapazität und Riechvermögen. Insgesamt besserte sich der Gesundheitszustand aller Patienten. Einige kamen mit Gehhilfen, und ihr Befinden wandelte sich zu einem neuen Leben.

Das Ziel dieses Buches ist es, insbesondere Parkinson-Patienten einen völlig anderen Denkansatz und eine neue Wahrnehmung über ihre Krankheit zu vermitteln. Ich werde hier meine praktischen

Kenntnisse mitteilen, die ich durch meine tägliche Arbeit gewonnen habe. Parkinson-Patienten sind wunderbare Menschen, kreativ und stark. Sie haben mich in ihre Wohnungen eingeladen. Ich blieb bei ihnen, habe die Zeit mit ihnen genossen, von ihnen gelernt. Das alles will ich in diesem Buch mit Ihnen teilen. Es ist kein medizinisches Lehrwerk oder eine Ersatztherapie zur Parkinsonbehandlung.

Dieses Buch ist ein Erfahrungsbericht über die Arbeit mit Patienten, ein Bericht über die Erfolge, die mit den Patienten erreicht werden konnten und über die erfreulichen Erfahrungen der Patienten, die ihre Lebensqualität verbessern konnten.

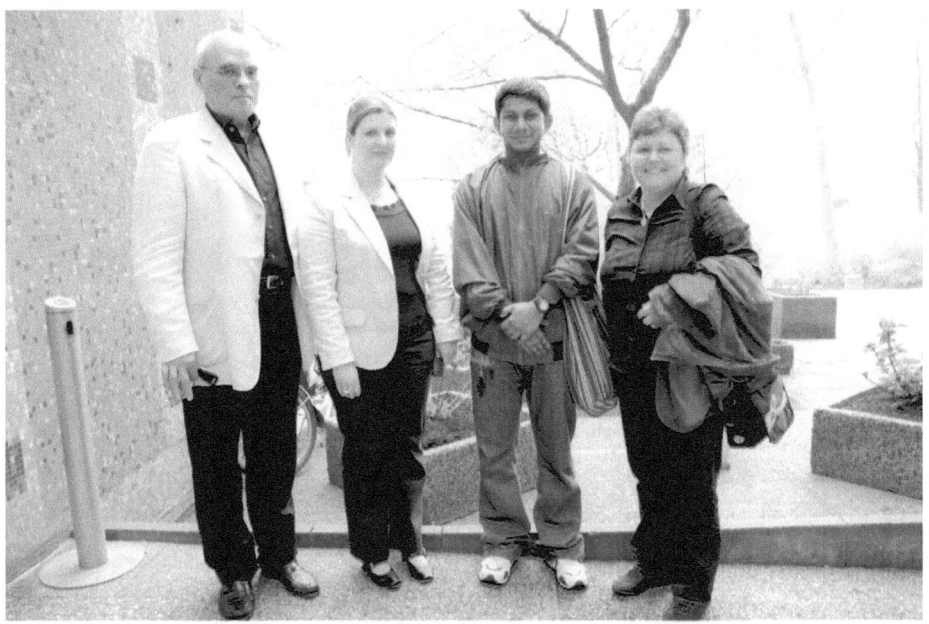

Mein erster Tag mit Professor Przuntek und dem deutschen Team.

Einführung

Im Denken gibt es Bindungen, oft sind wir gefangen in unserem Denken, aber im Denken liegt auch Freiheit. Nur dein Denken weiß, ob du stark oder schwach bist.
VAM DEV (Tarapeet)

Wenn Sie starke Schmerzen in Ihrem Knie haben, die wegen Arthritis Ihre normale Beweglichkeit einschränken, und dann ein gewöhnlicher Mensch zu Ihnen sagt, dass er Sie operieren und Ihnen ein künstliches Knie einsetzen möchte, dann werden Sie Angst vor ihm haben. Aber wenn ein Arzt sagt, dass er Ihr Kniegelenk ersetzen möchte, dann werden Sie ihm glauben und zur Operation in eine Klinik gehen, ohne zu wissen, ob diese Maßnahme erfolgreich sein wird oder nicht.

Ein einfacher Mensch kennt die moderne Medizin nicht, aber trotzdem vertraut er der Schulmedizin. Dieses Vertrauen, diese Akzeptanz ist es, die unsere moderne Medizin zur Medizin macht. Vertrauen und Akzeptanz beruhen also auf unserem Denken. Man könnte sagen, die beste Medizin ist unsere Meinung, etwa im Sinne von Urvertrauen. Yoga sagte dieses schon vor vielen Tausend Jahren. Yoga ist eine indische Philosophie. Yoga bedeutet Vereinigung des den Körper beherrschenden und durchdringenden Denkens mit unserer Seele.

Die meisten Krankheiten haben ihre Ursache in unserem Denken. Unausgeglichenheit und Stress führt zu Krankheiten wie Herzanfall, Geschwüren und Diabetes. Das schwächt unser Immunsystem. Unser Leben ist eigentlich sehr einfach, aber wir haben es aus egoistischen Gründen, aus Wut, Habgier, Lust oder Neid, kompliziert gemacht. Yoga gibt uns Anleitung, unser Leben wieder einfach zu gestalten.

Krankheiten haben manchmal auch ihre Ursache in Verdauungsstörungen. Es geht aber nicht nur darum, unsere Nahrung gut zu verdauen, sondern es geht darum, unsere Gedanken und Gefühle gut aufzuarbeiten, auch Einschüchterungen und unterdrücktes Verhalten zu überwinden. Gelingt das nicht, verursachen die Toxine vielleicht Verstopfung. Ayurveda sagt, Verstopfung ist die Mutter aller Krankheiten. Zuerst besteht Verstopfung, dann gibt es einen fetten Bauch, dadurch entsteht Fehlatmung. Dann steht weniger Energie zur Verfügung. Erschöpfungszustände, fahle Haut, trübe Augen können folgen. Das Leben wird langweilig und ausdruckslos. Allmählich manifestieren sich aus all diesen Fehlern die unterschiedlichsten Krankheiten.

Dann verursachen diese unverdauten Toxine z. B. Arthritis, verschmutzen das Blut, stören unser Denken und sogar unsere Seele. Wir schleppen unseren Körper mühsam dahin, fast als ob er ein Leichnam wäre, und das, obwohl wir lebendig sind. Dann sterben wir mit einem verformten, hässlichen Körper. Wir werden nicht mit Gnade alt, das ist eine Schande. Mein Interesse gilt einer Qualität des Sterbens.

Ein Hund lebt etwa zwölf Jahre – manchmal sogar länger. Das menschliche Leben dauert etwa 100 Jahre. Die meisten Menschen sterben schon im Alter von 70 oder 80 Jahren. Warum so früh? Drogen und Alkohol sind nicht immer die Ursache. Ungeeignete Nahrung und kompliziertes Leben tragen durchaus mit dazu bei.

Wenn Sie in eine Ihnen unbekannte Stadt fahren, kaufen Sie zuerst einen Reiseführer und eine Straßenkarte. Dann werden Sie auswählen, welche Sehenswürdigkeiten Sie besichtigen möchten, eine Kirche oder ein Museum. Dann legen Sie fest, welche Straßen Sie entlanggehen, welche Plätze Sie überqueren werden und welche Straßen und Plätze Sie meiden und nicht benutzen möchten.

Yoga ist wie eine Landkarte, eine Anleitung, das Leben zu meistern.

Yoga wird Ihnen einige Werkzeuge zur Verfügung stellen, sodass Sie Ihre eigene Software herstellen können. Sie schaffen ein neues Programm für Ihre eigene Gesundheit, um Ihren alten Körper zu heilen.

Ein indisches Sprichwort besagt:
„Seien Sie Ihr eigenes Licht."

Selbsthilfe ist die beste Hilfe. Ein deutsches Sprichwort sagt: „Hilf dir selbst, dann hilft dir Gott."

Ein kleines Samenkorn wächst, bis es ein großer Baum geworden ist. Wir Menschen können den Baum in eine für ihn gute Umgebung pflanzen. Wir wässern und düngen ihn regelmäßig, aber wir können nicht bewirken, dass der Baum wächst. Es ist der eigene Kampf des Baumes, dass er überleben und wachsen kann. Es ist sein Plan, sein Programm wie er das Sonnenlicht und die Luft verwenden wird, um seine Zweige und Blätter auszubreiten. Als Ärzte, Yoga-Lehrer und Therapeuten können wir Medizin verordnen, Lebensweisheiten und Richtlinien geben und Therapien durchführen, aber nur Sie selbst können wie ein Baum Ihr Leben und Ihre Gesundheit vorausplanen und dann in Gesundheit und Heilung hineinwachsen.

Yoga wird Sie veranlassen, Ihr inneres Programm für Ihre Gesundheit und Heilung zu verwirklichen.

Wie Sie dieses Buch benutzen können

Abgesehen von Yoga habe ich allen meinen Patienten ayurvedische Massagen und Therapien gegeben. Jetzt in diesem Buch kann ich Ihnen nicht einmal die kleinste Fuß-, Rücken- oder Kopfmassage geben. Leider müssen Sie alles allein machen und lesen.

Wenn Sie direkt mit dem Training beginnen wollen, egal, ob morgens, abends oder zu welcher Zeit auch immer, beginnen Sie bitte mit Kapitel 7 mit dem Yoga-2-Programm. Bei diesen Übungen sitzen Sie locker gekleidet auf einem Stuhl. Starten Sie mit einfachen Bewegungen. Dann können Sie mit dem Yoga-1-Programm fortfahren. Wenn Sie mehr oder eine schwere Mahlzeit gegessen haben sollten, planen Sie eine Pause von zwei Stunden nach dem Essen ein, bevor Sie Yoga machen. Führen Sie nur die Übungen aus, die Sie können. Erzwingen Sie nichts mit Gewalt. Die Hauptsache ist, Sie genießen die Bewegungen.

Das Buch ist in drei Teile aufgeteilt: Prävention, Management und Selbsthilfe. Beginnen Sie mit Kapitel 1, dann können Sie die Geschichten von meinen Patienten betrachten und darüber nachdenken. In Kapitel 2 finden Sie etwas darüber, wie Yoga und Parkinson verbunden sind. Kapitel 3 befasst sich ein wenig mit dem wissenschaftlichen Hintergrund von Yoga und Ayurveda; in Kapitel 4 skizziere ich den Yoga- und Ayurveda-Lebensstil und das Yoga-Diät-Konzept, das zur Heilung führt. Kapitel 5 beschäftigt sich mit Motivation und Selbstvertrauen. Und in Kapitel 6 sind die spirituellen Werkzeuge dargelegt, mit denen Sie inneren Frieden erreichen können. Kapitel 7 – die praktischen Übungen – haben Sie ja vielleicht schon kennengelernt. In Kapitel 8 geht es um einige Richtlinien, mit denen Sie tägliche Probleme mit der Bewegung lösen können. Kapitel 9 behandelt das klinische Konzept unseres Ärzteteams. Und im 10. Kapitel können Sie darüber lesen, wie die Patienten profitiert und

Erleichterung gefunden haben: Ich teile mit Ihnen einige der persönlichen Briefe, die Patienten mir geschrieben haben.

Ich schrieb dieses Buch in Gedanken an meine Patienten. Ich wollte dieses Buch nicht unnötig lang machen oder kompliziert mit wissenschaftlichen Erkenntnissen. Es sollte leicht, einfach und lustig sein, sodass Parkinson-Patienten es genießen können, die in diesem Buch dargestellten Bewegungen auszuführen. Ich habe bewusst die Fachausdrücke der Asanas und der komplexen Lehrmethode herausgenommen, sodass der Umgang für Sie leichter wird.

Ich hoffe, ich kann auch Sie eines Tages persönlich treffen und mit Ihnen zusammen lachen, wie beim Lach-Yoga. Sie können mir dann ein seltsames Gesicht zeigen oder mir sogar die Zunge rausstrecken (Gesichts-Yoga), um die feinmotorische Artikulation und Ihren Gesichtsausdruck zu verbessern.

Genießen Sie das Buch und meine Erfahrung.

TEIL 1 –
VORSORGE

Vorbeugung ist die beste Heilung: Früh schlafen und gesund essen. Sparen Sie Ihre Gesundheit und Ihre Energie, indem Sie weniger reden und Ihren Geist leer machen. Lächeln, lachen und pfeifen Sie und machen Sie jeden Tag Yoga.

Bewegung ist Leben und nur Bewegung hält Sie lebendig.

Kapitel 1:
Geschichten von Patienten

Die Patienten im Krankenhaus waren meine Familie, meine Freunde und meine Führer. Ich arbeitete mit verschiedenen Altersgruppen, mit Menschen verschiedener Nationalitäten und aus unterschiedlicher sozialer Herkunft. Es war sehr interessant für mich, eine neue Kultur und ein neues Land kennenzulernen. Die Patienten waren meine Deutschlehrer, und ich war ihr Yoga-Lehrer.

Nach der Arbeit sang ich mit ihnen. Oft wurde ich eingeladen, um indisches Essen zu kochen. Meine Patienten organisierten auch Yoga-Workshops für mich, und ich wurde zu Hochzeitsfeiern und auch zu Beerdigungen eingeladen.

Viele andere persönliche Interaktionen haben mir geholfen, ihr privates Leben, ihre Emotionen und Gefühle aus einer anderen Dimension zu erfahren. Daraus gewann ich Erkenntnisse über ihre Lebens- und Heilungsabläufe. Das Vorhandensein und die Existenz dieser wunderbaren Menschen war ein Geschenk für mich.

Einige dieser Geschichten möchte ich hier mit Ihnen teilen, um Ihnen einen besseren Einblick in die Vielseitigkeit der Parkinson-Therapie zu vermitteln.

Namen und Identität wurden aus Gründen des Datenschutzes geändert.

Lars

Lars war ein junger deutscher Mann von 50 Jahren mit langem Haar und mit Stiefeln aus Schlangenhaut – er sah aus wie ein Rockstar. Jedes Mal, wenn er ins Krankenhaus kam, brachte er Rosen für die ganze Abteilung mit. Wann immer wir rote Rosen in der Abteilung sahen, wussten wir, Lars ist da. Ursprünglich wollte er ein Formel-1-Fahrer werden, aber wegen der Parkinsonerkrankung war das nicht möglich. Er betrieb eine kleine Firma, die alte Sportwagen wieder fahrtüchtig machte. Sein Lebensmotto war: Das Leben ist wie ein Rennen, was davor und danach kommt, ist nichts, als darauf zu warten. Aber er wurde langsamer und langsamer. 15 Jahre lang nahm er keine Medikamente, die die Schulmedizin verwendet, probierte aber viele alternative Methoden aus. Er war sehr jung, als er die Diagnose Parkinson bekam, und nachdem er davon gehört hatte, wie moderne Medizin und Komplementärmedizin zusammenarbeiten, wollte er dem eine Chance geben.

Lars war so langsam in seinen Bewegungen, dass er spottete: Ich bin ein Roboter, aber ohne Batterien. Als er am ersten Tag in meine Yoga-2-Klasse – Yoga, auf dem Stuhl sitzend – kam, war er in seinen Bewegungen so langsam, dass er nicht einmal seine Finger sorgfältig kreisen lassen konnte. Aber innerhalb einer Woche der Behandlung zusammen mit dem gesamten Team konnte er schon zu Yoga 1 im Erdgeschoss in den großen Saal kommen und machte bei Yoga für Fortgeschrittene die Übungen mit. Innerhalb von 21 Tagen Aufenthalt in unserer Klinik verbesserte sein Zustand sich dramatisch. Nach 15 Jahren, in denen er immer langsamer geworden war, bekam er nun neue Beweglichkeit und Bewegungsfreiheit.

Er war so dynamisch, dass er mir am letzten Tag eine Fahrt in einem Sportwagen schenkte, den seine Firma wiederhergestellt hatte. Sein Sohn kam für eine Probefahrt, um auf dem Wege seinen Vater zu treffen. Lars nahm den Fahrersitz, öffnete die Tür für mich und fuhr zur nächsten Autobahn. Das Tachometer des Autos war über 300 km/h. Ich war etwas nervös. Aber er hatte alle Freude und jeglichen Spaß, den ein Mensch haben kann. Als er das Krankenhaus verließ, war er ein anderer Mann. Er konnte sein Leben mit neuem Selbstvertrauen und neuer Hoffnung angehen.

Während der 15 Jahre, in denen er immer langsamer wurde, verließen einige seiner Techniker die Firma und nahmen viele alte

Kunden mit. Sie sagten, Lars hätte wegen seiner Erkrankung keine Chance, in seinem Geschäft erfolgreich zu sein. Nun hatte Lars aber seine Gesundheit und Schnelligkeit zurückgewonnen und er konnte durchstarten wie ein Rockstar.

Er begann neue Projekte und erweiterte sein Geschäft. Wenn er müde wurde oder seine Gesundheit nachließ, pflegte er unsere Klinik zu besuchen. Sie wurde ein Rehabilitationszentrum für ihn. Unser Professor sagte einmal zu Lars: „Lars, Sie sind noch immer jung. Bewahren Sie sich Ihre Gesundheit, die Sie gewonnen haben. Wenn Sie so weitermachen wie bisher, werden Sie sich viel zu schnell verbrauchen."

Claudia

Stellen Sie sich das vor: eine ganze Nacht lang mit einem Parkinson-Patienten in der Disco einer deutschen Großstadt durchzutanzen. Claudia arrangierte einen Yoga-Workshop für mich in einem Vorort am Fluss. Ich wollte die Stadt gern besuchen, einfach nur, um dem hektischen Terminplan des Krankenhauses, in dem ich arbeitete, für eine Weile zu entrinnen. Also nahm ich die Einladung an. Im Anschluss an den Yoga-Workshop lud Claudia mich in ein besonderes Restaurant ein in einem hohen Turm in der Mitte der Stadt mit einem runden Glasdach. Von dort kann man einen Panoramablick auf die dunkle Stadt mit all den Lichtern genießen, und sieht den Fluss dahinfließen wie einen Weinstrom.

Nach ein paar Cocktails öffnete Claudia ihr Herz: Sie hatte zwei Söhne, der erste Sohn war 25 Jahre alt. Noah studierte an einer Universität, um den Titel Magister Artium zu erwerben. Sie war stolz auf ihn. Er war selbstständig und dynamisch, verwaltete sein Leben ohne die Gegenwart seines Vaters. Sie war seit mehr als einem Jahrzehnt geschieden und hatte Spaß an ihrem Leben mit 52 Jahren. Aber ihr kleiner Sohn Jonathan war ein Papakind. Er ging noch in die Schule und brauchte in allem die Präsenz seines Vaters. Er war gewohnt, einmal im Monat seinen Vater zu treffen. Aber sein Vater war ein deprimierter, einsamer Mensch. Dieser Einfluss brachte es wahrscheinlich mit sich, dass Jonathan allmählich begann, sich von der Außenwelt zurückzuziehen.

Den ganzen Tag spielte er Videospiele im Internet mit seinen virtuellen Freunden. Er spielte nicht mit seinen Schulkameraden. Er ging nicht zur Schule. So gerieten die Dinge außer Kontrolle. Claudia musste ihren Sohn in einer Reha-Klinik für Jugendliche unterbringen. Jetzt brauchte sie Geld. Sie arbeitete halbtags als Ratgeberin in einer Frauenselbsthilfegruppe. Ihre 81 Jahre alte Mutter hatte ihre Enkelkinder schon einige Jahre finanziell unterstützt. Aber jetzt begann bei ihrer Mutter die Demenz. Sie war nicht mehr klar im Kopf. Wenn Claudia sie im Altersheim besuchte, pflegte sie zu sagen, dass sie gern sterben möchte, sie starb aber nicht.

Nun gab ihre Mutter kein Geld mehr für die Enkelkinder. Also musste Claudia eine Vollzeitbeschäftigung annehmen und beschloss, ihr Auto zu verkaufen. Das Auto war aber ihr Ein und Alles, ihr Schloss und ihr Begleiter, wohin sie auch ging. Ihr großer Sohn trug mit etwas Geld zur Rehabilitation seines jüngeren Bruders bei. In der Zwischenzeit verschlechterte sich der Gesundheitszustand ihrer Mutter. Sie wurde ins Krankenhaus eingeliefert. Tagsüber pflegten Claudia und ihre Schwester ihre Mutter abwechselnd. Hinzu kam, dass Claudias Schwester plötzlich einen Schlaganfall erlitt. Ihre linke Seite war gelähmt. Nun stand Claudia ganz allein vor der Aufgabe, die Versorgung der Familie zu übernehmen.

Der einzige Ausgleich, den sie fand, war an den Wochenenden die ganze Nacht durchzutanzen. Dabei lernte sie auch manchmal Männer kennen für One-Night-Stands. Ich fragte sie, warum sie sich von ihrem Mann getrennt hatte. Claudia sagte, ihr Mann wollte ihr Leben kontrollieren. Er wollte nicht leben, um Spaß zu haben, wie sie es tat. Er sagte, Claudia sei nicht erwachsen und dass sie sich wie ein Teenager verhalte. Sie hätte nicht genug Verantwortung für das Familienleben übernommen.

Als Therapeut würde ich ihr sagen, sie sollte am Wochenende nicht die ganze Nacht tanzen, sondern mehr schlafen, um das Nervensystem zu stärken. Aber als Besucher kann ich nicht sagen, sie soll ihre einzige Erholung aufgeben.

Dr. Schmidt

Dr. Schmidt hatte eine besondere Vorliebe für mich. Für ihn war ich ein junger, exotischer Mann. Er war ein pensionierter Atomwissenschaftler und lebte zusammen mit einem Zahnarzt namens Michael. Er hatte eine Tochter aus erster Ehe. Und diese Tochter pflegte zu sagen, dass sie zwei Väter hätte. Viele Male kam Dr. Schmidt in unsere Klinik.

Es begann mit einer Störung im linken Auge und der linken Seite des Gesichts. Nach und nach beugte sich sein Körper immer mehr zur linken Seite. Er ging gern spazieren, aber er spürte während des Gehens eine Unsicherheit. Mein erstes Weihnachtsfest und Neujahr in Deutschland verbrachte ich in seinem Haus in Berlin. Er liebte es, Menschen einzuladen, und gab Partys in seinem geräumigen Apartment. Ich traf erstaunliche Menschen: Homosexuelle Paare aus Argentinien bis Australien, Therapeuten aus Thailand und Köche aus Sri Lanka. Die gemeinsamen Interessen von Herrn Schmidt und seinem Partner waren Musik und Nahrung. Michael musizierte auf seinem großen Flügel und Dr. Schmidt spielte Geige. Sie waren unglaublich kreative glückliche Menschen. An Silvester um Mitternacht, gingen wir alle hinauf in den Dachgarten seiner Wohnung, hoben unsere Weingläser dem Berliner Himmel entgegen und riefen ein „Cheers" hinauf zu den Sternen.

Als meine Familie aus Indien kam, plante er für uns die gesamte Reise durch Europa. Jedes Jahr zu Weihnachten besuchte ich ihn, und alles ging gut und ohne Probleme für mehrere Jahre. Dann begann er über Schmerzen in seinem Rücken zu klagen. Der Schmerz ging von seinem unteren Rücken aus und setzte sich bis in die Beine fort. Er konnte nachts nicht schlafen. Auch seine Gehfähigkeit wurde immer schlechter. Schließlich wurde er von Ärzten an seiner Wirbelsäule operiert. Leider verschlechterte dieser Eingriff die Situation noch mehr. Er sagte, es wäre besser gewesen, mit dem Schmerz zu leben, und er bereute, der Operation zugestimmt zu haben.

Er wollte das Leben bis zum Ende genießen. Ich sagte zu ihm: „Sie sehen nur das äußere Leben, Stimulation von außen, Vorlieben und all die Dinge, die Sie bevorzugen. Sie respektieren und schützen nicht das Leben in Ihrem Körper."

Sein Schlafzimmer war im oberen Bereich des Hauses. Sein Apartment hatte zwei Etagen. Er war es gewöhnt, Treppen zu steigen, auch jetzt, wo sein Rücken operiert war. Ich schlug vor, es wäre besser für ihn, im Gästezimmer auf der gleichen Etage zu schlafen. So könnte er vermeiden, Treppen zu steigen. Aber er schlief lieber in seinem großen Schlafzimmer im Obergeschoss. So unsicher, wie er war, ging er auch in die Innenstadt, um in veganen Restaurants zu essen. Ich sagte ihm, eine Möglichkeit sei, das Essen telefonisch zu bestellen und nach Hause liefern zu lassen. Er verlor oft das Gleichgewicht, ist mehrmals auf der Straße hingefallen und hat sich an der Stirn Schürfwunden zugezogen und an den Ellenbogen blaue Flecke bekommen. Einmal geschah es vor meinen Augen. Ich musste einen Krankenwagen rufen. Wir eilten zur Notaufnahme des Krankenhauses. Er verlor viel Blut. Aber seine einzige Sorge war, ob seine Krankenkasse die Kosten der Fahrt mit dem Krankenwagen übernehmen würde oder nicht. Ich schlug vor, auf der Straße einen Rollstuhl zu benutzen und nur zuhause zu gehen. Er sagte: „Ich kann immer noch gehen und bin nicht krank. Ich brauche keinen Rollstuhl."

Obwohl seine Gesundheit immer schlechter wurde, liebte er es, Menschen in seine Wohnung einzuladen während Weihnachten und Neujahr. Sein Partner Michael hatte es nicht so gern, wenn so viele Menschen kamen. Er war der Meinung, so viel Aufregung sei nicht gut für Dr. Schmidts Gesundheit. Das ganze Jahr hatte er strikt nach dem vorgeschriebenen Gesundheitsstandard der Klinik gelebt. Aber im Dezember und Januar war sein Haus voll mit Menschen. Es gab festliches Essen, Wein und Spaß.

An seinen letzten Tagen war der Darm so empfindlich geworden. Er konnte die Nahrung nicht mehr richtig verdauen. Ärzte äußerten den Verdacht auf Darmkrebs, was aber nicht mehr diagnostiziert wurde. Nach längerem Krankenhausaufenthalt verstarb er. Ich bekam eine Einladung zu seiner Beerdigung. Das war sehr schmerzhaft für mich. Eigentlich wollte ich gar nicht hingehen. Aber ich hatte ihn seit vielen Monaten nicht mehr gesehen, und so beschloss ich dabei zu sein und ihm die letzte Ehre zu erweisen.

Oliver

Oliver war ein Sportjournalist. Er arbeitete daran, ein TV-Programm über die aktuellen hochspezialisierten Sportwagen zu erstellen. Er war Initiator des Programms seit Jahrzehnten. Man kann sagen, er war ein kleiner Fernsehstar. Im Allgemeinen gelang es ihm, Aufmerksamkeit bei unseren Patienten und anderen Menschen zu wecken. Die jungen Krankenschwestern hatten eine besondere Zuneigung zu ihm. Er sah ziemlich clever und fein aus mit einer speziellen Aura um sich herum. Wenn man ihn einige Minuten beobachtete, konnte man herausfinden, dass sein Kinn heruntergeneigt und nah seiner oberen Brust war. Er dehnte seinen Nacken lang und die eine Seite seines Halses und eine Schulter waren steif. Seit etwa fünf Jahren bemühte er sich, seine Krankheit zu verbergen. Er hatte Angst, er würde seine Arbeit beim Fernsehen verlieren. Nach und nach wurden die Symptome und die Beschwerden schlimmer. Eines Tages beschloss er, aus seinem Beruf auszuscheiden.

Er war geschieden. Seine Frau fand eine neue Liebe in Australien und hat sich dort niedergelassen. Auch ihre beiden Töchter waren versorgt. Er war ein freier Mann. Obwohl er mit einer festen Freundin liiert war, hatte er viele Affären. Aber er hatte auch damit

Glück. Seine Freundin war sehr fürsorglich, als er an Parkinson erkrankte. Einmal rief eine Frau, mit der er die Nacht verbracht hatte, seine feste Freundin an. Diese bat darum, Details über ihre körperliche Beziehung erzählen zu dürfen. Als die Freundin über diesen Weg von der Affäre erfuhr, fragte sie Oliver, ob das wahr sei? Oliver überzeugte sie, bei ihm zu bleiben, indem er sagte, die Medikamente, die er wegen der Parkinsonerkrankung nehme, vermittelten ihm das Gefühl, sehr sexy zu sein. Außerdem könne er sein Nervensystem nicht kontrollieren. So hatte er den Schaden begrenzt.

Er war ein netter Kerl, wenn man mit ihm sprach. In meinen Pausen oder während unserer Therapie hatten wir oft Gespräche über Sport- und die Automobilindustrie. In seinem Zimmer fand ich ihn oft beim Chatten auf Dating-Webseiten für Gelegenheitssex. Nachts schrieb er meistens Artikel für Fachzeitschriften oder chattete mit unbekannten Mädchen. Zu den Therapien kam er oft zu spät. Wenn ich dann am Morgen in sein Zimmer ging, um ihn zu holen, fand ich ihn schlafend vor, gebeugt über sein Laptop in einer Ecke des Tisches. Und einige Male kam ich dazu, als unbekannte Mädchen sein Zimmer verließen. Einmal hörte ich im Sekretariat des Professors von einer jungen schönen Türkin. Oliver lud sie ein, ihren Urlaub in Mallorca zu verleben, wo er ein eigenes Haus hatte.

Ich verstand nicht, warum er so lebte. War er über sein Leben frustriert, weil er nicht mehr für die Fernsehserie arbeitete? Warum benutzte er seine Arzneimittel als Vorwand, um mehr Sex zu haben? Sogar im Krankenhausbett hatte er Sex. Während der Nächte schlief er nicht. Er dachte, einfach 21 Tage in der Klinik zu sein, könnte ihn heilen.

Mr. Offen und Mr. Verschlossen

Mr. Offen hieß Dieter, ein 51 Jahre alter Patient mit Multipler Sklerose (MS). Er litt schon seit ungefähr 15 Jahren an MS. Er war ein Feuerwehrmann und verlor die Arbeit wegen seiner Erkrankung. Seine

Frau verließ ihn und ging zu einem anderen Mann. Und sein kleines Kind sagte: „Mein Vater kann nicht mit mir spielen. Was hat ein Kind von so einem Vater?" Er war gewohnt, mit einem Stock zu gehen, von Natur aus unfreundlich und arrogant und immer wütend. Als er in unsere Klinik kam, verweigerte er unsere vegetarische Ernährung. Aber er kam regelmäßig zu meinen Yoga-2-Klassen, Yoga auf einem Stuhl. Das wurde durchgeführt in einer Ecke auf dem Flur des Krankenhauses. Als ich das Konzept von Yoga erklärte, entschloss er sich langsam, zu Yoga 1 zu kommen, Yoga für die Menschen, die auf dem Boden sitzen und zu normalen Bewegungen fähig sind. Und ich habe ihn nicht davon abgehalten.

Er pflegte seinen Stock in einer Hand zu halten, stützte sich an der Wand ab oder hielt sich an einem Stuhl fest und machte seine Yoga-Bewegungen. Zwei Jahre später kam er in unsere Klinik und war ein anderer Mensch geworden. Er ging ohne Stock, er war freundlich, und wenn wir uns begegneten, grüßte er mit einem Lächeln.

Mr. Verschlossen hieß Alex. Er war ein 22 Jahre alter Mann und litt auch an Multipler Sklerose. Vor einem halben Jahr hatte er die Diagnose bekommen. Er studierte Informatik und hatte eine feste Beziehung mit einer Frau namens Anna. Sie kannten sich aus der Schulzeit und waren schon seit mehr als sieben Jahren zusammen. Er kleidete sich wie ein Hip-Hopper. Die Mütze trug er mit dem Schirm nach hinten. Auf seinem Handrücken konnte man den Abschluss einer Tätowierung erkennen. Er war ein elegant gekleideter junger Mann. Sein Oberkörper war gekrümmt, und er ging mit einer gebückten Haltung. Er hatte Schwierigkeiten beim Gehen, war aber ein frisch und gutaussehender Mann. Auf seinem iPhone hörte er immer Bob Marley und Reggae-Musik.

Vom ersten Tag an war er offen und freundlich und akzeptierte die vegetarische Ernährung sofort. Aber er wollte keine Ayurveda-Therapie annehmen. Seine Freundin schaffte es, ihn zu überreden, und so ließ er sich dann doch auf die Massagen ein.

Die Ärzte beschlossen, Cortison in den Spinalkanal zu injizieren. Er weigerte sich. Wir konnten verstehen, dass er Angst hatte. Niemand mag es, im Bereich der Wirbelsäule injiziert zu werden, speziell im unteren Rücken. Aber unser Professor dachte, es ist die beste und wirksamste Möglichkeit, die MS zu behandeln.

Manchmal, wenn er gerade Lust dazu hatte, kam er zu Yoga 2.

Er kam regelmäßig in die Krankenhaus-Lobby, um zu rauchen oder eine Cola zu trinken. Mr. Verschlossen hörte gern von meiner Yoga- Philosophie. Das gefiel ihm. Wir hatten lange, ausführliche Gespräche und meine Gesichtspunkte über das Leben sagten ihm zu. Wir wurden gute Freunde.

Das nächste Mal, als er ins Krankenhaus kam, offenbarte er mir, dass seine Freundin schwanger sei. Ich war ziemlich erstaunt, dass eine so junge Frau beschlossen hatte, ein Kind von einem kranken Mann zu bekommen. Ich hatte großen Respekt vor Anna. Alex ließ sich jetzt doch auf die Injektion und die Therapien ein und sah bald besser aus. Bei seinen folgenden Aufenthalten sah ich seine hochschwangere Freundin, die ihm half, sein Geschirr vom Esstisch zu tragen. Ich fühlte, das Glück ist bei diesem Kerl. Er hat so eine nette Partnerin für sein Leben. In solch einem fortgeschrittenen Stadium der Schwangerschaft kommt sie noch zu ihrem kranken Mann, um ihm zu helfen. Als er weitere sechs Monate später kam, um das Krankenhaus zu besuchen, erzählte er im Speisesaal, dass er jetzt Vater eines Kindes sei. Sie hatten ein schönes Mädchen bekommen. Alle Patienten jubelten und wünschten ihm Glück. Auch mein Herz war voller Glück und Freude. Mein Freund Alex und Anna heirateten und schon ein Jahr später hatte das Paar ihr nächstes Kind. Ein kleiner süßer Junge.

Aber der Körper von Alex wurde immer steifer. Die Ärzte mussten ein orales Arzneimittel verordnen. Er widersetzte sich, die Injektionen in den Rücken zu bekommen, und ich konnte ihn nicht überzeugen, zum Yoga zu kommen. Zum Geburtstag seiner Kinder wurde ich in sein Haus eingeladen. Dadurch lernte ich ihn besser kennen. Seine Frau arbeitete ganztags als Hebamme. Er blieb in seinem Haus und schrieb Briefe an die Sozialversicherung, um etwas Geld vom Staat zu erhalten. Als die zuständige Dienststelle erfuhr, dass er mit dem Computer umgehen kann, war die Antwort, er könnte von zu Hause aus am Computer arbeiten. Aber er hatte kein Interesse an der Arbeit.

Er hörte seine Musik, und er brauchte jede Woche Marihuana, um sich zu beruhigen. Er versuchte mich davon zu überzeugen, dass die Einnahme von Marihuana von Nutzen sei und gute medizinische Eigenschaften habe. Er nehme nur sehr wenig und habe alles unter Kontrolle. Ich bat meinen Professor, mir zu sagen, was er von Marihuana hält. Er sagte: „Es kann anfänglich einige gute Wirkungen haben, aber auf lange Sicht gibt es Störungen und schlechte Auswirkungen auf die Leber und das Nervensystem. Leider werden die Personen mit der Zeit immer süchtiger. Es können auch Gedächtnis- und Wahrnehmungsstörungen auftreten. Außerdem besteht das Risiko einer Abhängigkeit und das Risiko, dass Kinder die Droge durch Zufall in die Hände bekommen und einnehmen." Ich fand es etwas seltsam, dass sowohl Dieter als auch Alex Multiple Sklerose hatten. Obwohl Dieters Alter ungünstig war und keines der Familienmitglieder ihn unterstützte, konnte er seinen Gesundheitszustand verbessern. Alex hingegen war ein junger, glücklicher Mensch, bekam so viel Unterstützung von seiner Familie und seinen Freunden, aber ihm gelang es nicht, seinen Gesundheitszustand zu verbessern.

Mr. Rollstuhl

Ein gutaussehendes älteres deutsches Ehepaar kam in unser Krankenhaus. Beide Eheleute hatten Parkinson. Die Frau war fit genug, um den Rollstuhl ihres Ehemannes schieben zu können. Beide kamen gemeinsam am frühen Morgen in meine Yoga-2-Klasse. Der Mann war so dünn, dass man seine Rippen zählen konnte. Es sah aus, als ob sein Bauch den Rücken berühren würde. Sein Körper war so gekrümmt, dass es wirkte, als würde er sich in seine embryonale Form zurückentwickeln. Sein Kopf war sehr weit vorgebeugt, fast bis zum Magen hin. Der Mann konnte nicht sprechen. Er schien ins Leere zu blicken, hatte aber volles Bewusstsein und konnte meine Stimme verstehen. Er saß immer in seinem Rollstuhl und konnte nur wenige Körperteile und Gelenke bewegen. Ich sagte zu ihm: „Wenn es etwas gibt, das Sie bewegen können, dann versuchen Sie, das zu tun. Wenn es nicht geht, dann denken Sie einfach, sie würden diesen Körperteil bewegen."

Einmal machten wir Lach-Yoga, und ich bat meine Gruppe, bis zu drei Varianten des Lachens zu zeigen. Als dieser Mann an der Reihe war, zeigte es sich, dass er auch seine Gesichtsmuskeln nicht bewegen konnte, um seine Gefühle auszudrücken. Er war bemüht, etwas zum Ausdruck zu bringen. Nur eine Träne kam aus seinen Augen, lief ihm über das Gesicht und über seine Wangen. Mit Respekt fragte ich den nächsten Patienten, drei Arten des Lachens zu zeigen. Am Morgen des nächsten Tages erschien er nicht zum Yoga. So besuchte ich ihn auf seinem Zimmer, um nach ihm zu fragen. Die Oberärztin war zur täglichen Morgenvisite gekommen. Seine Frau erzählte, dass ihr Mann ein seltsames Geräusch mache. Es kam durch seine Kehle, und er atmete immer durch den Mund. Es schien, als habe er Probleme beim Atmen. Die Frau bat die Ärzte, ihrem Mann zu helfen, und diese entschieden, einige medizinische Tests seiner Luftröhre durchzuführen. Ich dachte, es wird sehr unbequem für ihn sein, denn es würde ein Gerät in seinen Hals eingeführt werden müssen. So wie ich das verstand, indem ich ihn und seine Körperbewegungen beobachtete, bemerkte ich, dass sein Zwerchfell eng ist und seine Lunge und sein Herz nicht genug Platz in seinem Brustkorb haben. Ich fragte die Ärzte, ob sie die Tests für einige Tage aufschieben können und bat darum, den Mann behandeln zu dürfen.

Ich veränderte eine Yoga-Position so, dass es ihm möglich wurde, sie in seinem medizinischen Bett eine Weile einzunehmen. Es war eine Yoga-Haltung, die das Zwerchfell öffnet. Ich half ihm, in die Körperhaltung zu kommen mit Unterstützung von Kissen und anderen Utensilien. In wenigen Minuten war sein Atem normal. Er schloss seinen Mund und atmete durch die Nase. Das seltsame Geräusch war weg. Sein Kopf wurde ruhig, und er schlief ein. Diese Yoga-Position wurde die Haltung, in der er am besten entspannen konnte. In wenigen Tagen war in sein Gesicht ein Strahlen gekommen, und er genoss es, in seinem Körper zu leben. Obwohl es zu keiner Kommunikation mit ihm kam, weil er nicht sprechen konnte und es ihm nicht möglich war, seinen Körper zu bewegen, um durch Körpersprache wenigstens etwas zu zeigen, damit ich ihn verstehen konnte, atmete er jetzt besser. Aber über die Yoga-Position konnten wir mit ihm sprechen und seinen Zustand verbessern.

Joachim Siegburg

Joachim konnte seinen Kopf nicht still halten. So wie eine Puppe mit beweglichem Kopf, pflegte er mit seinem Kopf zu tanzen. Er hatte einen weißen Bart wie der Weihnachtsmann. Es sah wirklich komisch aus, wenn er immerzu den Kopf bewegte. Mit kontrollierten Dosierungen der Medikamente war es ihm manchmal möglich, den Kopf ruhig zu halten. Aber, sobald die Wirkung der Substanzen in der Medizin abnahm, dann begann der Kopf sich wieder zu bewegen. Als er das erste Mal mit Ayurveda- und Yoga-Therapien behandelt wurde, war er glücklich. Seine Bewegungsqualität hatte sich verbessert. Er konnte sich nun in seinem Bett bequem drehen und rollen. Seit 30 Jahren hatte er Schmerzen in seinem rechten Arm, die nun einfach verschwunden waren. Er sagte, Yoga und Ayurveda hätten ihm nicht nur bei Parkinson geholfen, sondern seine gesamte Gesundheit verbessert.

Er fing an, mehr über Ayurveda zu lesen, und als er das nächste Mal in unsere Klinik kam, forderte er für sich eine ayurvedische Medizin, die seine Erektionsfähigkeit verbessern sollte. Das half ihm in seinem Liebesleben.

Er war ein großer Bewunderer des Möbeldesigns. Er hatte eine erstaunliche Sammlung von Modell-Stühlen aus der ganzen Welt. Da ich mich auch für Kunst und Design interessiere, sind wir Freunde geworden. Wir besuchten viele Museen in der Schweiz und in Deutschland miteinander. Ich habe viel von ihm gelernt. Ich habe oft für ihn ayurvedisches Essen gekocht, und er fand es lecker und gesund. Als ich von meinem Einzelzimmer in eine Wohnung umzog, hat er die Innenarchitektur ausgeführt und sogar geholfen, die Möbel und Leuchten herbeizuschaffen. Ich erinnere mich noch, dass ich es nicht schaffte, das Bettgestell zusammenzubauen. Ich bat ihn um Hilfe, und obwohl er am nächsten Tag für eine Operation zum Zahnarzt gehen musste, kam er, um mir zu helfen. Trotz der Zahnschmerzen arbeitete er so lange mit mir, bis das Bett fertig da stand. Wann immer das Essen im Krankenhaus langweilig war, kam er mit einem anderen Patienten zu mir. Dann habe ich für uns drei gekocht, und wir haben gemeinsam gegessen in meiner kleinen Wohnung.

In den Osterferien lud er mich ein, Zeit mit ihm in der Schweiz zu verbringen. Nachdem wir Petanque (Boccia) gespielt hatten, gingen wir am Ufer der Aare spazieren, begleitet von seinem Hund Arko. Auf dem Wege erzählte er mir seine Lebensgeschichte: Von seinem Vater hatte er ein Möbelgeschäft mit vielen Schulden geerbt. Sein Vater hinterließ so viele finanzielle Probleme, dass Joachim bis zum Alter von 55 Jahren den Kredit nicht zurückzahlen konnte. Er hatte so viel Stress und musste hart arbeiten, um zu überleben. Er wurde so krank, dass er seine Arbeit nicht mehr richtig ausführen konnte. Schließlich blieb ihm nichts anderes übrig, als das Möbelgeschäft zu verkaufen, um die Schulden seines Vaters zurückzuzahlen. Er konnte nicht mehr viel retten. In seine Rentenversicherung hatte er zu wenig eingezahlt.

In diesen schwierigen Zeiten bekam er Parkinson. Er ging früh in Rente. Aber auch aus der Sozialversicherung konnte er als Frührentner nur sehr wenig Geld bekommen. Richtig leben konnte er davon nicht. Zuerst dachte er, Parkinson war sein Feind, der schlimmste Feind, dem er begegnen konnte. Mit diesem Feind musste er näher zusammenleben als mit seiner Frau. Er musste dem Parkinson in seinem eigenen Körper Raum geben, obwohl er das eigentlich nicht wollte. All die Schwierigkeiten durch die Erkrankung führten schließlich zur Scheidung von seiner Frau. Er war ganz allein, verzweifelt und niedergeschlagen. Dann lud ihn sein bester Freund ein, einige Wochen auf Madeira zu verbringen, dieser schönen Insel vor Portugal. Er fand eine neue Liebe fürs Leben: Miriam.

Miriam war Bibliothekarin in einer kleinen Stadt in der Schweiz. Sie war auch geschieden. Sie fand seinen Tanzkopf sehr lustig. Sie vertraute auch seinen Fähigkeiten, Auto zu fahren. Obwohl sein Kopf sich ständig bewegte, konnte er perfekt Auto fahren. Sie fuhren über die Berge, beobachteten Vögel und Schmetterlinge. Wenn sie am Meer waren, liebten sie es, mit den Wellen im Wasser zu spielen und über sie zu springen. Miriam entschied sich, auch in ihre Liebe tiefer hineinzuspringen.

Ihre Familie war mit ihrer neuen Beziehung nicht einverstanden. Ihre Freundinnen und wohlwollende Bekannte sagten zu ihr: „Wie sieht die Zukunft dieser Beziehung aus?" Joachim war krank und unproduktiv. Man kann Sympathie für ihn haben, aber man sollte keine feste Beziehung mit ihm eingehen. Aber nach ihrem Urlaub kam Miriam jedes Wochenende aus der Schweiz nach Deutschland, um ihn zu treffen, weil er nicht genug Geld hatte, um zu ihr zu reisen.

Joachim hielt nichts mehr in Deutschland. Sein Geschäft gab es nicht mehr, eine Familie war auch nicht da. So wechselte er in die Schweiz und lebte zusammen mit Miriam in ihrem Haus. Sie kaufte einen Hund. Das verpflichtete ihn zu regelmäßigen Spaziergängen. Er fing an, täglich am Ufer der Aare mit dem Hund Arko zu gehen.

Der Fluss gab ihm eine neue Inspiration. Er begann, Steine aus dem Flussbett zu sammeln, und malte mit den Steinen. Er schenkte mir viele Steinmalereien. Eine trug den Titel: Trauriger Pinguin. Er wurde ziemlich berühmt mit seinen Steingemäldeausstellungen.

Joachim hatte alles verloren, alles, was sein Leben ausmachte: Sein Geschäft, seine Familie, seine Gesundheit, und er hatte sogar sein Land verlassen. Aber die Parkinsonerkrankung gab ihm sein Leben zurück. Aufgrund der Symptome erlangte er die Aufmerksamkeit von Miriam. Das bedeutete für ihn ein neues Leben, Kreativität und einen neuen Beruf.

Es gibt viele weitere Geschichten, die ich mitteilen möchte. Hoffentlich kann ich in der Zukunft, wenn ich wieder Yoga-Workshops mit Parkinson-Patienten durchführe, diese Geschichten erzählen.

Kapitel 2:
Yoga und Parkinson

Einer der Parkinson-Patienten sagte: „Ich lebe mit einem Dieb in meinem Körper. Er kontrolliert alle meine Funktionen, alle meine Sinneswahrnehmungen, mein Denken, meinen Geist. Er kontrolliert Blutdruck, Körpertemperatur und mein Sexualleben. Er schüttelt mich und meine Menschenwürde so sehr, dass ich meine motorische Geschicklichkeit und die Macht sie zu kontrollieren verliere."

Das Konzept einer geduldigen Macht kontrolliert das Leben. Können wir unseren Körper kontrollieren? Wir meinen, wir könnten es. Aber können wir unseren Herzschlag kontrollieren? Können wir unseren Puls kontrollieren? Können wir wirklich unser Leben kontrollieren? Können wir entscheiden, wann wir geboren werden wollen, wann wir sterben werden? An diesem Punkt erscheint Yoga, um Menschen, die an Parkinson erkrankt sind, mit Wissen und Erkenntnissen von Jahrtausenden zu versorgen.

Yoga, das sind nicht Streck- und Entspannungsübungen. Das kann man in jedem Sportclub lernen. Yoga ist ein Werkzeug, um seinen Lebensstil zu verbessern. Yoga bringt Gleichgewicht und Harmonie in die physische, emotionale und geistige Dimension Ihrer Persönlichkeit. Dadurch können wir auf eine bessere Art und Weise in unserer Gesellschaft und Umgebung aufeinander einwirken.

Parkinson ist eine Erkrankung mit verminderter Bewegungsfähigkeit. Parkinson betrifft Bewegungen (Motoriksymptome). Andere Symptome schließen Störungen des Stimmungsverhaltens ein, also Denken und Empfinden (nicht-motorische Symptome). Die Hauptmerkmale sind Bewegungsarmut oder Bewegungslosigkeit, Muskelsteifheit und Zittern. Diese Merkmale variieren von Person zu Person. Bis heute gibt es kein vollständiges Heilmittel für Parkinson.

Aber die Lebensqualität kann gebessert werden. Yoga wird Ihnen eine Richtung weisen. Sie lernen Techniken, um sich zu behelfen und mit Parkinson leben zu können.

Yoga vertritt eine nicht-medizinische Form der Behandlung von Patienten ohne irgendwelche chemische Drogen zu benutzen. Das Ziel des Yoga ist physische Flexibilität (Arthroseprophylaxe), Verminderung von Stress und Verspannungen, Atemregulierung, das kardiovaskuläre System in Ordnung zu bringen (Hypertension vermindern), Zunahme der physischen Energie. Erzeugt wird physische Energie in den Mitochondrien. Und ein messbar niedriger Level der Energie ist eine wesentliche Ursache zahlreicher Krankheiten.

Yoga hilft, dem vorzubeugen. Yoga hilft, Schwierigkeiten gewachsen zu sein. Yoga hilft, mit der Krankheit Parkinson zurechtzukommen. Yoga ist eine Geisteswissenschaft und vermittelt spirituelle Erkenntnis aus Indien. Yoga ist eine der philosophischen Schulen des Hinduismus, nicht Dehnungs- und Entspannungsübungen, so wie sich das Yoga-Konzept in der Meinung der breiten Bevölkerung darstellt. Die vier wichtigsten Richtungen im Yoga sind: Raja Yoga, Bhakti Yoga, Karma Yoga und Gyana Yoga. Diese werden nun ausführlich erklärt.

Raja Yoga und Parkinson

Raja Yoga wird Parkinson-Patienten durch systematische Analyse helfen. Es zeigt uns in acht Stufen wie wir in einer neuen Art und Weise unseren Körper und unseren Geist nutzen können:

Stufe 1: Yamas – Sich selbst ordnen

a) **Ahimsa** (a = nicht, himsa = Gewalt) bedeutet nicht verletzen in Wort und Tat: Verletzen Sie sich nicht: rauchend, Alkohol, Kaffee oder schwarzen Tee trinkend. Seien Sie nicht deprimiert, weil Sie Parkinson haben. Behandeln Sie Ihren Körper als Tempel (Heiligtum). Lieben Sie Ihren Körper, respektieren Sie Ihren Körper.

b) **Satya** (Wahrheit, Aufrichtigkeit): Blicken Sie der Tatsache ins Gesicht, dass Sie an Parkinson erkrankt sind. Akzeptieren Sie, dass Sie Parkinson haben. Erzählen Sie den Leuten, dass Sie Parkinson haben. Versuchen Sie nicht, das zu verbergen. Das wird Ihnen Frieden geben.

c) **Asteya** (a = nicht, steya = stehlen): Stehlen Sie sich nicht selbst Ihre Gesundheit! Während Sie Ihre Gesundheit wiedergewinnen, weichen Sie nicht ab von Ihren gesunden Übungen, führen Sie diese weiter aus. Finden Sie Ihr Gleichgewicht und bewahren Sie Ihre Gesundheit und Energie.

d) **Aparigraha** (a = nicht, parigraha = Besitzgier) bedeutet, Ihren Körper nicht kontrollieren zu wollen, Ihr Leben nicht kontrollieren zu wollen. Nicht zu kontrollieren, ist die beste Kontrolle. Denken Sie nicht an die Zukunft, leben Sie in diesem Moment!

e) **Brahmacharya** (Mäßigung des gesamten Sinnesvergnügens): Seien Sie nicht der Sklave Ihrer Sinne und Sinnlichkeit. Essen Sie, trinken Sie, feiern Sie, erleben Sie auch Sex in einer gemäßigten Weise.

Stufe 2: Niyamas – Beobachtungen

a) **Saucha** – physische und geistige Reinheit: Nehmen Sie ein Bad, wichtig sind Fußpflege, Maniküre, die Kleidung sauber und heil zu halten; benutzen Sie Parfüm, wenn Sie mögen. Befolgen Sie Ethik und moralische Werte. Das brauchen Sie für sich selbst, um glücklich zu sein.

b) **Santosha** – Zufriedenheit: Seien Sie mit Ihrer Parkinson- Krankheit zufrieden. Freuen Sie sich: Sie haben nicht Krebs oder gar Aids. Sie hatten keinen Unfall, bei dem Ihre Hände, Arme oder Beine amputiert wurden. Versuchen Sie, an sehr arme Menschen zu denken, die vielleicht nichts zu essen haben, die vielleicht an schlimmeren Krankheiten leiden als Sie. Das gibt es überall in der Welt.

c) **Tapas** – Selbstdisziplin: Respektieren Sie Ihren Parkinson-Lebensstil. Dazu gehören Übungen, die Medizin pünktlich einzunehmen, gesunde Ernährung, früh zu Bett zu gehen, ausreichend Schlaf und so weiter.

d) **Swadhyaya** – Alltägliche Notizen: Legen Sie ein Tagebuch an. Schreiben Sie jeden Tag auf, wie Ihre Alltagstätigkeiten abgelaufen sind. Beschreiben Sie den Ablauf Ihrer Bewegungen, was Sie an Schwierigkeiten zu bewältigen hatten und was Sie daraus gelernt haben. Parkinson hat Ihnen die Gelegenheit gegeben, Ihre Bewegungen und Ihr Leben zu respektieren. Junge Menschen feiern Partys, trinken Alkohol, achten nicht auf ihre Gesundheit. Sie können lernen, diese Fehler zu vermeiden.

e) **Ishvara Pranidhana** – Sich Gottes Willen unterwerfen: Befolgen Sie Ihre Parkinsontherapie und überlassen Sie alles andere Gott. Wenn Sie nicht an Gott glauben, überlassen Sie es der Natur, dem Glück oder dem Schicksal.

Stufe 3: Asana – Bequeme Haltung und Bewegungen

Die Praxis von Asanas wird Ihre tägliche Reichweite von Bewegungen, Energieübungen, Körperhaltungen, motorischen Funktionen, Stress, Flexibilität, Gleichgewicht und Koordination verbessern. Das trägt dazu bei, ungewünschte Nebenwirkungen der Arzneimittel zu reduzieren.

Stufe 4: Pranayama – Steigern der Lebensenergie

Gefühl des „Freezing", die Langsamkeit der Bewegungen, Müdigkeit und Schmerz können Sie mit Yoga-Atemtechniken behandeln.

Gezielter Umgang mit Yoga- Atemtechniken kann die Gesundheit des Gehirns verbessern. Das Gehirn braucht viel Sauerstoff. Atemschulung kann die Aufnahme von Prana (Lebensenergie) in den Gehirnzellen intensivieren. Wenn reichlich Lebensenergie in unserem Körper frei strömen kann, wird sich das Immunsystem bessern.

Stufe 5: Pratyahara – Verinnerlichung
Sich nicht zu sehr um Äußerlichkeiten kümmern, sich in sich selbst zurückziehen. Das hilft, die gestörte Motorik zu stabilisieren. Stimmung, Verhalten, Denken, Empfinden geraten nicht mehr so leicht in Unordnung. Yoga Nidra, Entspannung in tiefer Meditation nach Satyananda Sarasvati, ist eine empfehlenswerte Technik um Pratyahara zu erlangen.

Stufe 6: Dharana – Konzept der Konzentration
Das Denken auf ein Ziel ausrichten. Sich zur Aufgabe machen, regelmäßig die Gedanken auf ein gewähltes Meditationsobjekt zu konzentrieren. Das wird helfen, die Erkenntnisfunktion des Geistes zu steigern.

Stufe 7: Dhyana – Meditation
Es wird der Seele Frieden geben. Während der Meditation können wir nicht an Krankheit, Schmerzen und körperliche Leiden denken. Wir schalten solche Gedanken bewusst aus. Wir beschäftigen uns mit Gedanken der Heilung und des Friedens für uns selbst und für andere.

Stufe 8: Samadhi – Zustand des Über-Bewusstseins
Verwirklichung. Geistige Identität mit allem, was ist. Parkinson gibt es. Wir lernen, damit zu leben.

Bhakti Yoga für Parkinson-Patienten

Bhakti Yoga wird bei Parkinson-Patienten mehr Kontrolle ins Sprechen bringen, und Depression wird reduziert. Sie können laut und mit Gefühl und Rhythmus singen, und auch das wird Ihre Redefähigkeit verbessern. Das freie Tanzen wird Ihren motorischen Funktionen helfen, und das kann dazu beitragen, weniger depressiv zu sein. Außerdem wird dadurch die Konzentrationsfähigkeit gesteigert. Das Wesentliche des Bhakti Yoga ist Anbetung in Form von Gesang, Gebet, Musik. Hilfreich ist es, wenn man der Musik von Krishna Das, Jai Uttal usw. zuhört.

Karma Yoga für Parkinson-Patienten

Karma Yoga wird Parkinson-Patienten unterstützen, ihre Arbeit besser zu verrichten. Sie werden sich mit besserem Muskeltonus bewegen und sich über das Endergebnis keine Sorgen machen. Karma lässt uns verstehen, wie man im Moment bei der jeweiligen Tätigkeit im Augenblick lebt, im „Jetzt und Hier". Man kümmert sich in diesem Moment nicht um Vergangenheit und Zukunft. Im Yoga räumt man Intelligenz und Denken nicht so viel Wichtigkeit ein. Nur das Bewusstsein ist wichtig, die Bewusstheit als kreative Antwort zum jetzigen Augenblick. Wenn Sie Intelligenz verwenden, entscheiden Sie, dass Sie Vergleiche ziehen: Sie vergleichen Ihre Bewegungen, dies ist gute Bewegung, dies ist schlechte Bewegung. Das verändert Ihren Muskeltonus, bewirkt Verspannungen. Mit Ihrer Beurteilung rufen Sie Erfahrungen der Vergangenheit zurück, vielleicht Erinnerungen an frühere Gesundheit. Dann fangen Sie an zu grübeln: Warum ist dieser Parkinson zu mir gekommen? Oder Sie machen sich Sorgen um die Zukunft: Was wird mit mir geschehen, wann und wie werde ich sterben? Der Schmerz und die Depression kommen nur von den Erinnerungen. Seien Sie sich bewusst, dass Sie gerade jetzt daran arbeiten, dass es nun besser wird.

Um Karma Yoga zu verstehen, kann man das Buch „Bhagavad Gita" lesen.

Gyana Yoga für Parkinson-Patienten

Gyana Yoga wird den Parkinson-Patienten helfen, die exakte Verwirklichung des Lebens zu verstehen. Haben Sie keine Angst vor dem Sterben. Ärzte, Therapeuten, Krankenschwestern, die den Patienten zur Seite stehen, um Parkinson zu behandeln, werden irgendwann selbst auch sterben. Im Leben gibt es nichts auf Dauer. Es gibt keine Sicherheit, man kann es nicht unter Kontrolle bringen. Ein gesunder Mensch ohne Parkinson kann sogar früher sterben als ein Parkinson-Patient, vielleicht durch einen Autounfall oder an einer anderen Erkrankung.

Yoga erklärt

Für moderne Menschen bedeutet Yoga

1. Richtige Körperhaltung - Asanas
2. Richtiges Atmen - Pranayama
3. Richtige Entspannung - Pratyahara
4. Richtige Diät, Lebens-Stil, Verhalten und Ethik – Yama und Niyama
5. Positives Denken und Meditation – Dharana und Dhyana

Das Wort Yoga kommt von dem Sanskritwort „Yuj", was Vereinigung bedeutet oder „in Verbindung stehen mit". Das ist die Vereinigung des individuellen Bewusstseins „Mensch" mit dem kosmischen Bewusstsein „Gott". Yoga kann eine Wissenschaft, Psychologie, Kunst oder Spiritualität sein. Es hängt vom Standort des Betrachters ab, wie er es sieht.

Yoga ist eine der ältesten philosophischen Schulen Indiens und 6000 Jahre alt. Andere indische philosophische Schulen sind Samkhya, Vaisesika, Nyaya, Purva Mimamsa, und Vedanta.

Swami Vivekananda war ein Hindu-Mönch aus Indien und führte als erster Yoga im Westen ein. Er ging 1893 in die USA, nach Chicago, zum Weltparlament der Religionen. Danach haben viele indische Mönche und Yoga-Lehrer im Westen Yoga unterrichtet.

Die Philosophien des Yoga haben auf viele Menschen Einfluss ausgeübt. Überall in der Welt wurden Religionen, Körperverständnis und medizinische Systeme von der Yoga-Philosophie beeinflusst. Zurzeit sind regelmäßige Yogaübungen populär, weil sie die Flexibilität steigern. Beweglichkeit und Meditation sind bekannt als Techniken, die den Stress vermindern und dadurch den Muskeltonus verbessern. Aber das wahre Ziel des Yogas ging verloren.

So wie es eine grundlegende Notwendigkeit des Menschen ist, den Hunger zu stillen, ist Yoga eine menschliche Notwendigkeit, sich selbst kennenzulernen. Die Wissenschaft hat so viele Geräte erfunden, um die Natur zu überwinden, aber sie kann kein Glück geben.

Yoga „verdaut" die Wissenschaft, welche nur auf Ausdehnung der fünf Sinne beruht. Fernrohre und Mikroskope vergrößern die Leistung unserer Augen, Autos und Raumfahrzeuge erweitern die Arbeitsleistung von Armen und Beinen. Computer übertreffen die Kapazität des menschlichen Gehirns, aber noch eingeschränkt durch Begrenzungen der Technologie. Die Wissenschaft analysiert die Unterschiede, aber Yoga bemüht sich um Erkennen von Verbindung, von Zusammenschluss. Yoga-Methoden ermöglichen uns, Erfahrungen zu haben, die über die Grenze unserer fünf Sinne hinausgehen.

Hatha Yoga vermittelt die Grundlagen im Yoga, ist am meisten auf Körperübungen ausgerichtet und ist heutzutage die populärste Praxis. Jeder Yoga-Lehrer verpackt Hatha Yoga wie ein Produkt in der „Millionen-Dollar-Industrie". Das verwirrt die Leute. Sie habe nicht die Übersicht auszuwählen, welche Form von Yoga für sie gut ist. Yoga ist ein riesengroßes Thema, ein breit gefächertes Fachgebiet. Yoga hat vier Richtungen, jede für bestimmte Kenntnisse, aber jede Richtung ist wieder sehr umfangreich in sich. Die vier Richtungen sind:

Raja Yoga: Yoga der Bewusstseinskontrolle, wissenschaftliche Annäherung.
Bhakti Yoga: Yoga der Hingabe, des Gebets, der Musik, Gesänge für Gott
Karma Yoga: Pfad des selbstlosen Dienstes für Gott und für alle Menschen
Gyana Yoga: Yoga des Wissens, philosophisches und intellektuelles Verstehen

Raja Yoga ist der Pfad der systematischen Analyse und Kontrolle des Denkens und der Meinungsbildung, angepasst durch Patanjali Maharishi im bekannten Buch „Yoga Sutras". Es gibt zwei „U-Boot"-Richtungen des Raja Yoga: Hatha Yoga und Kundalini Yoga. Zuerst lernt man mit der Lebenskraft Prana umzugehen, sie zu „meistern", dann wird die schlafende Kundalini-Energie geweckt. Raja Yoga ist der „königliche Yoga". Wenn wir an Yoga im Westen denken, beziehen wir uns nur auf die acht Glieder des Raja Yoga, nämlich Hatha Yoga, die Methoden, die als bequeme feste Haltung bekannt sind und gelehrt werden. Raja Yoga ist auch klassisch als Ashtanga Yoga bekannt – „ashta" = acht und „anga" = Glied, Teil –, weil seine Methoden in acht Stufen unterteilt werden können. Das sind:

1. **Yamas** – Selbstbeherrschung: nicht tun, unterlassen
   a) **Ahimsa** – Gewalt unterlassen, nicht verletzen
   Das bedeutet buchstäblich, nicht einmal den Wunsch zu haben, irgendjemanden in Gedanken, mit Worten oder Taten zu verletzen. Die feineren Wege der Gewalt, zum Beispiel starke Parfüme tragen, laut sprechen, lärmende Geräusche verursachen, können für andere verletzend sein. Auch wenn Sie Ihrem eigenen Körper mit Rauschgiften, Zigaretten, Alkohol oder Kaffee Schaden zufügen, verletzen Sie Ihren Körper, der ein Tempel ist.

b) **Satya** – Aufrichtigkeit, Wahrheit
Ursprünglich bedeutet es, auf keinen Fall die Unwahrheit zu sagen. Wenn Sie meinen, etwas verbergen zu wollen, und deshalb lügen, werden Sie viele Lügen zusätzlich erfinden müssen. So etwas bewirkt keinen Seelenfrieden. Aufrichtigkeit ist der Weg zum Glück.

c) **Asteya** Vermeidung von Diebstahl
Es bedeutet, davon Abstand zu nehmen, sich etwas anzueignen, was Ihnen nicht gehört. Vom höchsten Niveau aus bedeutet es, sobald Sie mehr haben, als Sie brauchen, bestehlen Sie den Rest der Menschheit, weil sehr viele Menschen arm und bedürftig sind. Gandhi sagte: „Es ist in dieser Welt genug da für alle Bedürfnisse der Menschen, aber es gibt nicht genug für die Habgier der Menschen." Wasser vergeuden, Elektrizität verschwenden, lange telefonieren, wenn andere warten, dass sie an die Reihe kommen, das sind nur einige Beispiele.

d) **Aparigraha** – keine Besitzgier
Wir versuchen immer, mehr Dinge zu besitzen und zu behalten, als wir im Alltag benutzen. Das kann zu viel Nahrung sein, übermäßiger Reichtum oder mehr Räumlichkeiten als erforderlich. Dazu gehört der Kampf, das Zuviel behalten zu wollen. Diese Anstrengung raubt uns den Frieden unseres Denkens und macht uns unglücklich.

e) **Brahmacharya** – Mäßigung des gesamten Sinnesvergnügens
Es bedeutet Disziplinierung unserer Wünsche, auch Mäßigung der Nahrungsaufnahme und anderer Sinnestätigkeiten. Als höchste Forderung bedeutet es, die Sexualität in spirituelles Streben umzuwandeln. Das wird häufig falsch interpretiert und missdeutet als Unterdrückung des sexuellen Wunsches, was dann zu anderen komprimierten Sinnestätigkeiten führen kann.

2. **Niyamas** – Beobachtungen
   a) **Saucha** – physische und geistige Reinheit
   Regelmäßig zu baden, nach jeder Mahlzeit die Zähne zu reinigen, ist Vorschrift bei Saucha. Es bedeutet auch, das Badezimmer und das WC nach dem Gebrauch sauber zu halten für die folgende Person, das Glas abzuwaschen und die Schuhe nicht mitten im Raum liegen zu lassen. Geistige Reinheit bedeutet, alle ablenkenden Gedanken zu beseitigen, nutzloses Geplauder zu vermeiden. Sprechen Sie freundlich, aber nicht zu viel. Praktizieren Sie Schweigen. Essen Sie schweigend. Eine andere Form von geistiger Reinheit ist Pünktlichkeit für Ihre Vorhaben. Wenn Sie das praktizieren, entwickeln sich Ordnung und Disziplin Ihres Denkens.

   b) **Santosha** – Zufriedenheit, Genugtuung
   Sehr oft geschehen Dinge, die wir nicht erwartet haben. Versuchen Sie, beide Seiten dieser Situation zu sehen. Trainieren Sie sich, die gute und positive Seite des unerwarteten Geschehens zu sehen. Santosha hilft uns, Bewusstsein, Anerkennung und Toleranz zu entwickeln.

   c) **Tapas** – Strenge, Selbstbeherrschung
   Rechtzeitig aufzustehen, rechtzeitig zu Bett zu gehen, das tägliche Arbeitspensum zu erfüllen, die Yoga Praxis nicht zu vernachlässigen, Gespräche auf Wichtiges zu beschränken, keine unnötigen Klatschgeschichten zu verbreiten, die alltäglichen Pflichten im Geiste des Karma Yogas auszuführen und so weiter – dies sind nur einige Beispiele.

   d) **Swadhyaya** – Studium der Heiligen Schriften und Studium des Selbst
   Jeden Tag notieren Sie Ihren Tagesablauf und analysieren Ihr Verhalten. Sie studieren Bücher über den Lebenslauf von Heiligen und vorbildlichen Persönlichkeiten. Das wird Ihre gesamte Übersicht und Ihre Lebensperspektive erweitern.

e) **Ishvara Pranidhana** – Sich Gottes Willen fügen
Tun Sie Ihr Bestes, und das Weitere überlassen Sie Gott. Was auch immer geschieht, haben Sie Vertrauen zu Ihrer inneren Führung, die Ihnen auf Ihrem Yoga-Weg weiterhilft. Diese Methoden helfen, das Denken zu reinigen, Unreinheiten und niedrige Natur der Meinung werden beseitigt. Wenn Sie angefüllt sind mit Wut, Habgier usw. können Sie nicht meditieren. Diese einfachen Regeln bewirken die Entwicklung von höheren Gefühlen der Liebe, der Toleranz, des Mitgefühls und so weiter.

3. **Asana** – Körperhaltung, Position
Das Buch Yoga Sutram sagt „sukham sthiram asanam" – bequeme, feste Haltung. Das bedeutet: Wenn wir unsere Sinnesorgane kontrollieren, zufrieden sind im gegenwärtigen Zustand des Seins und uns nicht bewegen, dann wird dieser Zustand des Körpers Asana genannt.

4. **Pranayama** – Steigerung der Lebensenergie
Prana bedeutet Lebensenergie. Sauerstoff ist nicht Prana. Sauerstoff ist das Transportmittel von Prana. Mithilfe der verschiedenen Atemtechniken des Yoga kann der Praktiker seine Lebensenergie ausbreiten. Die physischen Nerven sowie die Astralenergie-Röhren (nadis) müssen rein sein und stark genug, um verschiedenen geistigen Phänomenen und Verwirrungen zu widerstehen, die während der Praxis vorkommen können.

5. **Pratyahara** – Die Sinne vom Gegenständlichen zurückziehen
Eine Schildkröte zieht ihren Körper in den Panzer zurück, wenn sie Berührungen nicht mag. Sie verbirgt sich ganz in ihrer Schale. Ebenso sollten wir uns zurückziehen, wenn wir dem Verlangen für äußere Vergnügungen nachgeben wollen.

6. **Dharana** – Konzept der Konzentration des Denkens
Das Konzentrieren der Gedanken auf ein erwähltes Objekt. Dieses kann entweder außerhalb sein oder es richtet sich auf innere Daten. Das geschieht zum Ausschluss aller anderen Gedanken.

Wenn das Denken zurückgezogen wird und während einer Zeitspanne von mindestens zwölf Sekunden ohne jede Ablenkung auf den erwählten Gegenstand ausgerichtet bleibt, dann hat es Konzentration gemeistert.

7. **Dhyana** – Meditation
Meditation wird definiert als ununterbrochener Gedankenstrom zu Gott unter Ausschluss sämtlicher anderen Sinneswahrnehmungen. Wenn diese Konzentration ohne Unterbrechung etwa zwei Minuten aufrechterhalten wird, fällt man natürlich in Meditation. In diesem Stadium lösen sich Raum und Zeit auf.

8. **Samadhi** – Zustand des Über-Bewusstseins
Samadhi ist ein sehr verfeinerter Zustand und erhaben über jeden Versuch, ihn zu beschreiben. Es ist jenseits des begrifflichen Denkens. Samadhi transzendentiert alle gewöhnlichen Sinneserfahrungen wie Zeit, Raum und Ursache. Samadhi repräsentiert das Ziel aller Existenz. Es ist dasjenige, was alle lebendigen Wesen anstreben, wohin sie unterwegs sind. Samadhi oder der transzendentale Zustand wird auch Turiya genannt, der vierte Bewusstseinszustand. Die drei anderen Bewusstseinszustände, die wir im normalen Leben erfahren, sind der Wachzustand, der Traumzustand und der traumlose Schlaf. Wenn das Denken den Punkt der Konzentration erreicht hat, in welchem Dhyana während etwa einer halben Stunde aufrechterhalten werden kann, dann tritt das Denken in den vierten Zustand ein, in welchem die Upadhis, die Begrenzungen des Körpers, der Sinne, des Denkens und des Intellektes überschritten werden. Dann erfährt der Yogi das Selbst ohne jegliche Begrenzung und ohne Bedingungen.

Bhakti Yoga ist die religiöse Annäherung an den Yoga, die Annäherung in reiner Liebe. Der Bhakta versucht nicht, sich von Gefühlen zu befreien, aber er bemüht sich, seine Gefühle zu leiten und einzuspannen, um sie für die Hingabe zu sublimieren. Der Bewerber, der den Pfad von Bhakti beschreitet, versucht, die Wahrheit zu verwirklichen durch Hingabe und Liebe zu einem als Person zu begreifenden Gott. Das ist Ishvara, Gott in einer personalisierten Form. Alle Religionen könnte man als Bhakti Yoga bezeichnen. Gebet, heilige Gesänge, Japa (den Namen Gottes singen oder ein Mantra rezitieren), Geschichten von Gott oder Heiligen hören oder erzählen, an heiligen Opferfeiern (Puja), Zeremonien und Ritualen teilnehmen, das sind die grundlegenden Beschäftigungen von Bhakti.

Eine mystische Beziehung zu Gott wird gesucht und weiterentwickelt. Man kann Gott „begegnen" z. B. in einem Freund, in einem Kind, der Mutter oder einem Lehrer. Bhakti Yoga befreit den „Devotee" (Gläubigen) von Gefühlen und Egozentriertheit, indem er sich um Mitmenschlichkeit und Demut bemüht, um Selbstergebenheit und das Gefühl, ein Werkzeug in den Händen Gottes zu sein.

Die Gefahr bei Bhakti besteht darin, dass der Anhänger fanatisch werden kann. Obwohl alle Religionen lehren, dass es nur einen Gott gibt, kann jede Person die Tendenz haben, dass ausschließlich seine/ihre persönliche Beziehung zu Gott die (einzig) richtige ist.

Der Bhakti Yogi findet die Anwesenheit Gottes im Herzzentrum, wo die Ganzheit des Lebens fast greifbar als gewachsene, unmittelbare Einheit mit dem Göttlichen erfahren wird.

Karma Yoga ist tätig sein. Handeln, indem man sich selbst übertrifft. Im Karma Yoga wirken wir für die Welt und für alle Wesen im Geiste des transzendenten selbstlosen Dienens. Mahatma Gandhi ist wahrscheinlich von den derzeitigen Karma Yogis am besten bekannt. Man lebt sein Leben mit der Anerkennung des Göttlichen in allen Dingen. Die in Indien übliche Begrüßung „Namaste" drückt es aus – „das Göttliche in mir nimmt das Göttliche in dir wahr und erkennt es an".

Dieser Pfad schließt mit ein, dass die ganze Arbeit Gott gewidmet wird und eine Darbringung für Gott ist, ohne den Gedanken an persönliche Belohnung. Ein Karma Yogi versucht, den Herrn aller Dinge zu sehen, wie er in allen Wesen wohnt. Wenn der Karma Yogi auf die Früchte seiner Tätigkeit verzichtet, wird sein Handeln selbstlos. Wenn wir an unsere persönlichen Bedürfnisse und Wünsche nicht denken und versuchen, jedem in unserer Umgebung zu helfen, allen Menschen, auch den Tieren, unserem Planeten und der ganzen Welt, wird das Herz weit, Egoismus unterbleibt und Einheit kommt zur Verwirklichung. Karma Yoga kann zu jeder Zeit und unter allen Gegebenheiten ausgeübt werden. Überall da, wo ein Wunsch ist selbstlosen Dienst zu leisten: zu Hause, im Büro, auf einer Baustelle, im Krankenhaus oder wo auch immer.

Gyana Yoga ist das Yoga der Wissenschaft und des Verstandes. Durch philosophische Studien, durch Dialoge und Debatten strebt der Gyana Yogi das Ideal des Non-Dualismus (der Nicht-Zweiheit) an. Die Wirklichkeit wird als einzigartig gesehen und unterschieden von dem Verständnis, wir wären getrennt vom Göttlichen. Diese Illusion des Konzepts der Getrenntheit wird als Maya bezeichnet. Shri Shankaracharya gilt als der Sprecher für den Gyana Yoga. Er sagt: Das Universum ist unreal – einzig Brahman ist als Wirklichkeit anzusehen. Das bedeutet: Alle der Veränderung unterworfenen Dinge sind unwirklich. Nur das Unveränderliche, Ewige hat Bestand und ist daher echt.

Gyana Yoga ist der direkteste der vier Yoga-Wege. Es ist die intellektuelle Annäherung an die geistige Entwicklung der Menschheit. Durch richtiges Nachfragen (Vicara) und regelmäßige Selbstanalyse (Viveka) benutzt jeder von uns seine Denkfähigkeit, um die eigene Natur zu untersuchen. Man sagt, Gyana Yoga ist der schwierigste Yoga-Weg, nicht weil er höher ist, sondern weil man fest gegründet sein muss in anderen Disziplinen, bevor man sich mit Gyana Yoga befasst. Ein scharfer Intellekt ist notwendig, Verstand, der durch die „Wolken der Gefühle" nicht verdeckt ist.

Durch das Studium der Vedanta-Philosophie versucht der Gyani zu lernen, wie er unterscheiden kann zwischen dem, was begrenzt und deshalb unwirklich ist, und dem Unendlichen, der wahrhaftigen Wirklichkeit, die ewig ist. Sachlichkeit (Vairagya) wird dadurch entwickelt. Vedanta bewahrt die Auffassung, dass Befreiung (Moksha) nicht durch Rituale, Tätigkeiten, Pflichterfüllung oder Nächstenliebe erreicht werden kann, sondern nur durch persönliche intuitive Erfahrung.

Die Vedanta-Philosophie hat eine dreifache Basis: Heilige Schriften, logisches Denken (Vernunft) und Erfahrungen. Vedanta ist aber nicht eine Sache der Gutgläubigkeit. Obwohl Vedantis die Heiligen Schriften als Autorität ansehen, sind sie verpflichtet zu analysieren und ihren eigenen Intellekt zu gebrauchen. Allerdings kann der Verstand nur das Begrenzte erklären und begreifen. Nachdem durch den Prozess von Trennung und Negation alles, was unwahr ist, erkannt wurde, muss auch das verstandesmäßige Denken verworfen werden. Der Gyani muss die Erfahrung des Echten erst mal gehabt haben. Dann ist es Selbstverwirklichung.

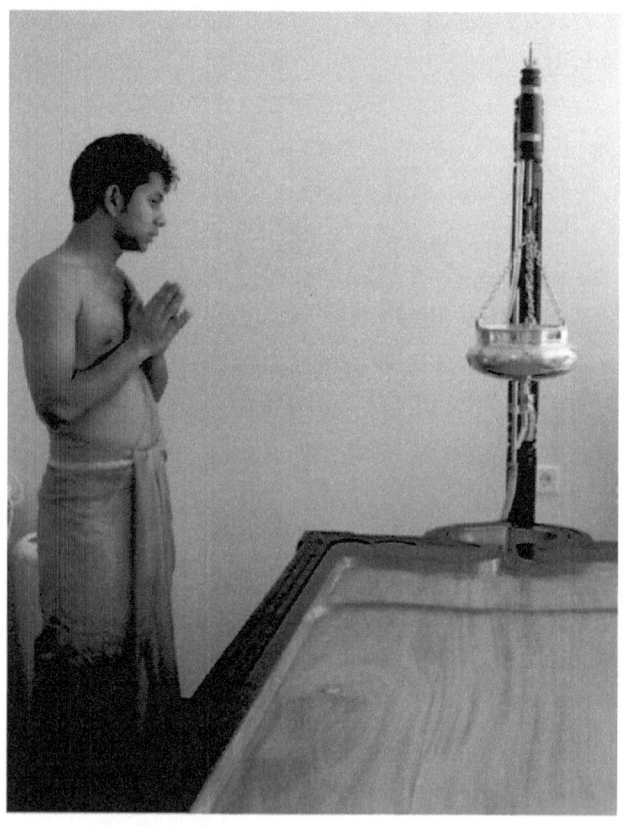

Dhroni – Traditionell indischer Holztisch für Ayurvedabehandlungen aus Kerala.

Kapitel 3: Yoga-Therapie und Ayurveda

Das Wort Yoga bedeutet „Einheit" oder Verbundenheit und wird aus dem Sanskrit-Wort Yuj abgeleitet, was „sich anschließen" bedeutet. Diese Einheit oder das Verbinden werden in geistigen Begriffen als die Vereinigung des individuellen Bewusstseins mit dem universalen Bewusstsein beschrieben. Auf einem eher praktischen Niveau bedeutet Yoga, den Körper, das Denken und die Gefühle auszubalancieren und zu harmonisieren. Das geschieht durch die Praxis von Asana, Pranayama, Mudra, Bandha, Shatkarma und Meditation. Dieses Gleichgewicht muss erreicht werden, bevor die Vereinigung des individuellen Bewusstseins mit der höheren Wirklichkeit stattfinden kann.

Die Wissenschaft des Yoga beginnt damit, am äußerlichen Aspekt der Persönlichkeit, dem physischen Körper zu arbeiten, weil das für die meisten Menschen ein praktischer und vertrauter Startpunkt ist. Wenn auf diesem Niveau Unausgewogenheit erfahren wird, funktionieren die Organe, Muskeln und Nerven nicht mehr in Harmonie, eher handeln sie gegeneinander. Zum Beispiel könnte das endokrine System so unregelmäßig arbeiten und die Leistungsfähigkeit des Nervensystems so stark abnehmen, dass eine Krankheit entsteht. Yoga zielt darauf, die verschiedenen Körperfunktionen in vollkommene Koordination zu bringen, sodass sie zum Nutzen des ganzen Körpers arbeiten.

Vom physischen Körper geht Yoga zum geistigen und dann zum emotionalen Niveau weiter. Viele Menschen leiden unter Phobien und Neurosen infolge der Stresssituationen und Wechselwirkungen jedes Lebens. Yoga kann nicht Heilmittel für das Leben zur Verfügung stellen, aber es stellt eine bewiesene Methode dar, mit den alltäglichen Schwierigkeiten fertigzuwerden.

Therapeutische Vorteile des Hatha Yoga

Die Forschung hat bewiesen, dass Yoga hilft, Angst, Arthritis, Asthma, Rückenschmerz, Blutdruck, Karpaltunnelsyndrom, chronische Ermüdung, Depression, Diabetes, Herzschmerzen, unspezifische Herzerkrankungen, Multiple Sklerose, Störungen des Muskeltonus und andere Zustände und Krankheiten zu lindern oder unter Kontrolle zu bringen.

Yoga
- verbessert Muskeltonus, Beweglichkeit, Kraft und Ausdauer
- reduziert Stress und Verspannungen
- steigert Selbstachtung und Selbstvertrauen
- verbessert Konzentration, Kreativität und Koordination
- senkt Fett und Cholesterin
- verbessert den Blutkreislauf
- regt das Immunsystem an
- beruhigt und bewirkt das Gefühl des Wohlbehagens
- beseitigt psychosomatische Störungen

Physiologische Vorteile:
- das Autonome Nervensystem bei einer Tendenz zur Dominanz des Parasympathikus (nicht der übliche Stress, der durch das sympathische Nervensystem veranlasst wird) wird gestärkt
- Pulsrate wird gesenkt
- Atmung wird verlangsamt
- zu hoher Blutdruck (als spezielles Merkmal bei Überreaktion) wird gesenkt
- galvanische Ansprache der Haut wird gesteigert

- EEG: Alpha Wellen werden gesteigert (Theta-, Delta- und Beta-Wellen nehmen auch während verschiedener Stufen der Meditation zu)
- EMG-Tätigkeit nimmt ab
- kardiovaskuläre Leistungsfähigkeit wird gesteigert
- Atemleistungsfähigkeitszunahme (Atmungs-Umfang und Sanftheit des Atems nimmt zu, das Gezeitenvolumen der Atmung nimmt zu, die Vitalkapazität wird gesteigert, Fähigkeit des Atem-Anhaltens wird möglich
- Leistung der inneren Organe auch des Verdauungsapparates normalisiert sich
- Ausscheidungsfunktion wird gesteigert
- Beweglichkeit der Muskulatur und der Gelenke wird gesteigert
- die Körperhaltung verbessert sich
- Zunahme von Kraft und Geschmeidigkeit
- Durchhaltevermögen nimmt zu
- Zunahme des Energieniveaus
- das Gewicht normalisiert sich
- Schlaf verbessert sich (einschlafen, durchschlafen, Schlaftiefe)
- die Immunität wird gesteigert, die Anfälligkeit für Krankheiten nimmt ab
- Schmerzempfinden wird gelindert
- Zunahme der Greifkraft
- Geschicklichkeit wird gesteigert
- Gleichgewicht verbessert sich

Psychologische Vorteile
- somatische und kinästhetische Aufmerksamkeit nehmen zu
- Stimmung wird aufgehellt, subjektiv erscheint mehr Gutmütigkeit
- gesteigerte soziale Anpassungsfähigkeit
- Angst und Depression nehmen ab
- Feindschaft wird seltener

- Steigerung der psychomotorischen Funktionen
- Tiefenwahrnehmung verbessert sich
- die Zusammenarbeit der Körperteile wird integriert
- die kognitiven Funktionen werden besser
- Aufmerksamkeit wird intensiviert
- Gedächtnis wird stärker
- Konzentration wird intensiver
- Verständnis für Symbolik wird gesteigert
- Fusionsfrequenz auch bei „flackern" möglich oder sogar besser

Biochemische Wirkungen: Das biochemische Profil wird besser, das beweist eine Anti-Stress-Wirkung, außerdem einen antioxident Effekt. Das ist wichtig für die Vorbeugung bei degenerativen Erkrankungen.

- Zucker sinkt
- Natrium sinkt
- Gesamtcholesterin nimmt ab
- Triglyceride werden weniger
- HDL-Cholesterin nimmt zu
- LDL-Cholesterin nimmt ab
- VDL-Cholesterin nimmt ab
- Colinesterase wird gesteigert
- Catecholamine nehmen ab
- ATPase-Zunahme
- Hämatokrit-Zunahme
- Hämoglobin-Zunahme
- Lymphozyten-Anzahl nimmt zu
- Gesamtleukozyten-Anzahl nimmt ab
- Thyroxin-Zunahme
- verbesserte Vitamin-C-Aufnahme
- Gesamtserum-Protein-Zunahme

Neurophysiologische Wirkungen: Die Wissenschaft des Yoga hat interessante Einblicke in die Wechselwirkungen zwischen Denken und Körperlichkeit herausgefunden. Wissenschaftler haben bestätigt, dass ein erfahrener Yogi imstande war, seinen Metabolismus und seinen Sauerstoffverbrauch zu reduzieren. In einer Reihe von Studien wurden pro Minute Gehörstimuli bei Probanden während des Pranayama, der Meditation oder des Om-chanten gegeben. Die Gehirnantworten auf die Stimuli wurden aufgezeichnet. In beiden Fällen zeigte eine besondere Gehirnregion, hauptsächlich der Thalamus, intensivierte Leistungsfähigkeit und Aktivierung. Mit den Yoga-Atemtechniken (Pranayama) gelangt mehr Sauerstoff in das Gehirn, was dabei helfen kann, die Neurotransmitter anzuregen, mehr graue Hirnzellen zu bilden. Auf diese Weise wird die Gesundheit des Gehirns verbessert.

Was ist Parkinson?

Parkinson ist eine chronische und progressiv degenerative Erkrankung des Gehirns. Sie verursacht unkontrollierbare Motorik, Probleme beim Sprechen und bei anderen Funktionen. Parkinson gehört zu einer Gruppe von Störungen der Beweglichkeit. Charakteristisch dafür ist Muskelsteifheit, Ruhetremor, Verlangsamung der Bewegungen (Bradykinesia) und im Extremfall totale Unbeweglichkeit (Akinesia). Sekundäre Symptome können einen hohen Grad der kognitiven Funktionsstörung, subtile Störungen beim Sprechen und Depression einschließen.

Nicht alle Betroffenen sind total arbeitsunfähig. Geeignete Ernährung kann bei der Behandlung in einem begrenzten Ausmaß nützlich sein. Es gibt zahlreiche Probleme, denen die Patienten bei dieser Erkrankung gegenüberstehen können. Dazu gehören Schwierigkeiten beim Kauen und Schlucken, weil die Behandlung mit Medikamenten oft unnormale Zungen- und Mundbewegungen hervorruft. Deshalb muss reichlich Zeit für die Mahlzeiten gegeben werden.

Es kommt oft vor, dass Parkinson-Patienten Gewicht verlieren. Die Ursache dafür ist verminderte Energieaufnahme aufgrund der Schwierigkeiten beim Essen. Übergewicht kann die Symptome verschlimmern, weil es die bereits eingeschränkte Bewegungsfähigkeit noch verstärkt.

Diät, Mahlzeiten, Medikamente

Zur Gewichtskontrolle und um die Gesundheit zu verbessern, sollte viel frisches Obst, Gemüse und Vollkorngetreide zur täglichen Ernährung gehören. Proteine sollten mäßig genossen werden. Ungesättigte Fettsäuren sind zu bevorzugen, während gesättigte Fettsäuren und ebenso Nahrung mit hohem Brennwert einzuschränken sind, um so Verstopfung zu vermeiden.

Eine Minderheit der Parkinson-Patienten ist der Meinung, dass zu viele Proteine stören und der Behandlung mit L-Dopa (Levodopa), dem meistverschriebene Medikament, um die Erkrankung zu beherrschen, entgegenwirken. Das Medikament muss eingenommen werden zwischen den Mahlzeiten, spätestens 40 Minuten vor dem Essen. Die Nahrung sollte nur geringe Mengen proteinhaltiger Nährstoffe enthalten. Patienten leiden häufig unter Appetitmangel. Eine kleine Hilfe besteht darin, alle zwei bis drei Stunden eine geringe Menge Nahrung aufzunehmen, um eine ausreichende Versorgung zu erzielen.

Eine mysteriöse Erkrankung

Nur ein kleiner Teil des Gehirns ist betroffen von der Störung, die Parkinson hervorruft. Charakteristisch für diese Erkrankung sind Zittern, Steifigkeit und Langsamkeit der Bewegungen. Das wird allmählich schlimmer. Die Symptome bestehen aus vorgeneigter Haltung, ausdrucksloser Gesichtsmimik, Problemen beim Sprechen, Fehlen der Geschicklichkeit. Die Ursache der Parkinsonerkrankung ist noch nicht bekannt. Man weiß lediglich, dass eine kleine Gruppe

Gehirnzellen nicht in der Lage ist, normal zu funktionieren. Diese Zellen sind irritiert durch die Knappheit an Dopaminen, die Chemikalien, die für die Übermittelung von Nachrichten zwischen Nerven zuständig sind.

Die Forschung hat sich ausgerichtet entweder auf Hinzufügen des Fehlenden oder Einrichten eines verringerten Bedarfs an Dopaminen. Das hierfür hauptsächlich eingesetzte Medikament ist L-Dopa.

Geschichte der Krankheitsberichte über Parkinson

Schon im Mittelalter war diese gesundheitliche Störung bekannt und wurde schon damals behandelt, zu erwähnen ist Averroes. Formell war Parkinson nicht als Krankheit anerkannt, die Symptome wurden erstmals im Jahre 1817 dokumentiert: Es gab einen „Essay über das Schütteln" von Palsy. Durch einen britischen Arzt namens James Parkinson wurde die Krankheit als Paralysis agitans – „Schüttellähmung" – bekannt, der Begriff „Parkinsonsche Krankheit" wurde später durch Jean-Martin Charcot publik.

Die zugrunde liegenden biochemischen Veränderungen im Gehirn wurden 1950 größtenteils dank der Arbeit des schwedischen Wissenschaftlers Arvid Carlsson identifiziert, der später weiter daran arbeitete und den Nobelpreis gewann. L-Dopa ging 1967 in klinische Praxis, die ersten größeren Studien über Behandlungserfolge bei Parkinson-Patienten resultieren aus Berichten über die Anwendung von L-Dopa im Jahre 1968.

Im Gegensatz zu vielen anderen neurologischen Erkrankungen ist die Natur der Gehirnentartung, welche Parkinson erzeugt, seit Jahrzenten gut verstanden worden. Die Symptome werden durch den Verlust von Nervenzellen verursacht, die anfällig sind für Schädigung durch Einschränkung, einschließlich Drogen, Erkrankungen und Kopftraumata. Die Gründe für den Verlust der Nervenzellen sind noch nicht völlig erforscht. Der Begriff Parkinsonismus wird für jeden Prozess angewendet, der eine Vielzahl der Zellen zerstört und dadurch diese Symptome verursacht. Parkinson oder vollständige, idiopathische Parkinsonerkrankung wird immer dann diagnostiziert, wenn kein spezieller körperlicher Grund für den Verlust der dopaminproduzierenden Zellen erkennbar ist.

Ein Parkinson-Patient hat die Möglichkeit, dass ihm bereits zu Beginn die Diagnose Parkinson" gestellt wird, aber mit der Entwicklung zusätzlicher Merkmale ist eine Änderung der Diagnose nötig. Es gibt andere Störungen, die man Parkinson-plus-Krankheiten nennt. Diese schließen ein: Vielfache Systemathropie (MSA), Progressive Supranuclear-Lähmung (PSP), Corticobasal-Entartung (CBD) und Dementia mit Lewy Körpern (DLB).

Symptome

Die Parkinsonerkrankung betrifft Bewegung und Beweglichkeit (motorische Symptome). Andere typische Symptome schließen Stimmungsschwankungen mit ein, kognitive Funktionen, Benehmen und Empfinden (nicht-motorische Symptome). Bei einigen Patienten treten individuelle Störungen auf, diese können ziemlich unterschiedlich sein und das Fortschreiten der Krankheit verläuft auch ausgesprochen individuell.

Motorische Symptome

Die hauptsächlichsten Symptome sind:
- Tremor: normalerweise 4 bis 6 Hz Tremor; maximal wenn die Gliedmaßen sich in Ruhe befinden und vermindert bei willentlicher Anstrengung. Typisch ist, dass es während des Anfalls einseitig auftritt. Dieses ist das auffälligste und weithin bekannte Symptom, obwohl ungefähr 30 % der Patienten wenig wahrnehmbares Zittern haben. Diese werden als akinetisch (starr) klassifiziert.

- Starre, Steifigkeit, vergrößerter Muskeltonus. In Kombination mit einem Ruhetremor wird, wenn man die Gliedmaßen des Patienten passiv bewegt, der Ablauf der Bewegung ruckartig gebremst (Zahnradphänomen)
- Akinesia/Bradykinesia: Totale Unbeweglichkeit oder Langsamkeit, je nachdem. Schnelle und rasch wiederholte Bewegungen führen zu Bewegungsrhythmusstörungen, dann verlieren die Bewegungen an Umfang, das heißt, sie werden kleiner.
- Haltungsinstabilität: Haltungsreflexe fehlen, das führt zu sich verschlechtertem Gleichgewicht, und die Patienten stürzen

Andere motorische Symptome schließen ein:
- Gehweise und Haltungsstörungen
- Schlurfender Gang: charakteristische Gehweise mit kurzen Schritten, die Füße verlassen kaum den Boden, das erzeugt ein hörbares schlurfendes Geräusch. Schon kleine Hindernisse veranlassen den Patienten, sie zu umgehen.
- Mitschwingen der Arme beim Gehen ist vermindert
- Sich-Drehen im Ganzen: Anstatt sich auf die Zehen zu erheben, um wie üblich Hals und Rumpf zu drehen, halten Parkinson-Patienten Hals und Rumpf steif, das erfordert viele kleine Schritte für die Drehung.
- Vorgeneigte, gebeugte Haltung. In schlimmen Formen können Kopf und oberer Schulterbereich zur rechten Seite geneigt sein (camptocormia)
- Eine Kombination von nach von geneigter Haltung, Ungleichgewicht und kurzen Schritten führt zu einer Gehweise, die allmählich schneller und schneller wird und häufig in einem Fall endet.
- Freezing: Das ist eine Manifestation von Akinesia (Unfähigkeit, sich zu bewegen). Die Gehweise wird charakterisiert durch die Unfähigkeit, die Füße zu bewegen. Diese vermag sich zu verschlimmern in dichten, angefüllten Räumen. Es geschieht auch, wenn die Patienten zu gehen beginnen.

- Dystonie (in ungefähr 20 % der Fälle): Unnormale, gestützte, schmerzhafte, sich drehende Muskelkontraktionen. Diese üben häufig einen Affekt auf die Füße und die Fußgelenke aus (hauptsächlich das Beugen der Zehen und Einwärtsdrehen der Füße betreffend). Das führt häufig zu Gehstörungen.

Störungen des Sprechens und des Schluckens

- Hypophonie: „Weiches" sprechen. Die Qualität des Sprechens neigt dazu, weich, heiser und eintönig zu sein. Einige Parkinson-Patienten berichten, dass ihre Zunge „schwer" ist, oder sie haben ein „stotterndes" Sprechen.
- die Sprache ist monoton
- Festinierendes Sprechen: äußerst rasches, weiches, schlecht verständliches Sprechen
- Sabbern: meist verursacht durch Schluckschwäche, nicht jedes Mal gelingendes Schlucken, und vorgeneigte Haltung.
- Dysphagie: sich verschlechternde Schluckfähigkeit, kann durch Atemschwäche zu Lungenentzündung führen
- Müdigkeit (bis zu 50 % der Fälle)
- Maskengesicht: Die Mimik ist zur Maske erstarrt mit seltenem Zwinkern; das ist auch bekannt als Hypomimia
- Schwierigkeit, sich im Bett zu drehen oder aus sitzender Position aufzustehen
- Mikrographie (kleine, verkrampfte Handschrift)
- Verschlechterung der grobmotorischen Koordination
- Akathisie: Unfähigkeit, still zu sitzen

Die Parkinsonerkrankung verursacht kognitive Störungen und Stimmungsschwankungen. Diese sind in vielen Fällen miteinander verbunden. 70 % der Personen, bei denen Parkinson als Krankheit diagnostiziert wurde, litten schon vorher unter Ängsten und entwickeln deshalb Depression, Apathie (Teilnahmslosigkeit) oder Abulia (Willenslosigkeit).

Kognitive Störungen schließen ein:
- Verlangsamte Reaktionszeit, sowohl dem Willen unterworfene als auch unwillkürliche motorische Reaktionen werden bedeutend verlangsamt.
- Ausführende Funktionsstörungen werden charakterisiert durch Schwierigkeiten bei der unterschiedlichen Zuteilung der Aufmerksamkeit, bei der Impulskontrolle, bei Verschiebung der bereits gestellten Aufgabe, bei der Setzung von Prioritäten, bei der Bewertung von wichtigen Daten in der unmittelbaren Umgebung, beim Interpretieren sozialer Stichwörter. Das Zeitgefühl ist subjektiv. Diese Störungen sind bis zu einem gewissen Ausmaß bei dem größten Teil der Parkinson-Patienten vorhanden oder das Krankheitsbild schreitet in dieser Richtung fort.
- Demenz: Die spätere Entwicklung der Parkinson-Patienten führt in annähernd 20 bis 40 % aller Betroffenen zu Demenz. Das beginnt mit Verlangsamung des Denkens, schreitet fort zu Schwierigkeiten des abstrakten Denkens und der Fähigkeit, sich zu erinnern, dann folgen Probleme, das Benehmen zu steuern. Schlimmstenfalls können sich Halluzinationen, Wahnvorstellungen und Paranoia entwickeln.
- Kurzfristiger Gedächtnisschwund: Der Patient kann sich an Vorgänge und Verfahren nur schlecht erinnern. Das prozedurale Gedächtnis ist mehr beeinträchtigt, als das deklarative. Aufforderung entlockt verbesserte Rückmeldungen.
- nicht-motorische Ursachen von Rede- und Sprachstörungen, sowohl um sich sprachlich auszudrücken als um Sprache zu verstehen. Das beruht auf nachlassender Geläufigkeit der Worte für den Redefluss und kognitiven Störungen, die besonders mit dem emotionalen Inhalt der Rede und dem Gesichtsausdruck verbunden sind.
- Wirkung der Medikamente: Einige der kognitiven Störungen lassen sich durch Dopamine lindern. Leider werden andere Störungen dadurch verschlimmert.

Schlaf
- Übermäßige Tagesschlafsucht
- Einschlafstörungen, Durchschlafstörungen, Unausgeschlafenheit am Morgen
- Störungen der REM-Phasen, Schlafstörung durch besonders lebhafte Träume, Ungeordnetheit der REM-Phasen; charakteristisch dafür ist, dass der Trauminhalt nicht verarbeitet werden kann. Das kann bereits Jahre bestehen, bevor die Erkrankung Parkinson diagnostiziert wird.

Wahrnehmungen
- verschlechterte Sehkontrast-Empfindlichkeit, erschwertes räumliches Denken, Farben nicht erkennen oder verwechseln, Konvergenz-Unzulänglichkeit (Doppeltsehen), eingeschränkte Beweglichkeit der Augen.
- Schwindel, Schwäche; gewöhnlich orthostatischer Hypotension zuzuschreiben, ein Versagen des autonomen Nervensystems, den Blutdruck bei Änderungen der Körperposition anzupassen.
- Verschlechterung der Bewusstheit, die Position des Körpers im dreidimensionalen Raum einzuordnen
- Verminderung oder Verlust des Geruchssinns (hyposmia oder anosmia) kann schon Jahre vor der Diagnose Parkinson auftreten
- Schmerz: Neuropathie, Muskeln, Gelenke und Sehnen, Verspannungen, Dystonie, Steifheit und Verletzungen bei missglückten Versuchen, sich zurechtzufinden.

Autonome Störungen (vegetatives Nervensystem)
- fettige Haut und Dermatitis (Seborrhoe)
- Harninkontinenz, typisch im späteren Krankheitsverlauf

- Nykturie: Nachts aufstehen, um Urin zu lassen, in etwa 60 % der Fälle
- Verstopfung und Nachlassen der Peristaltik, das ist unbequem und gefährdet die Gesundheit
- Verändertes Sexualverhalten: kommt vor etwa ab Mitte und im späteren Verlauf der Erkrankung; äußert sich in Sexualschwäche, eingeschränktem Sexualverhalten oder Orgasmusunfähigkeit.
- Gewichtsabnahme: kann sich über etwa zehn Jahre hinziehen, kann bedeutend sein

Ursachen

Die meisten Parkinson-Patienten leiden an der als idiopathisch beschriebenen Form, die keine bekannte spezifische Ursache hat. Selten werden allgemeine Gründe für Entstehung der Erkrankung angegeben. Genetische Disposition, Toxine, Schädel-Traumata, Gehirn-Anoxia (Fehlen von Sauerstoff), Rauschgift – all das kann Parkinson verursachen.

Ergänzende medizinische Heilmethoden: Ayurveda, traditionelle indische Medizin

Kampa Vata ist der Name für Parkinson im Ayurveda bereits seit 4500 Jahren. In der bengalischen Sprache bezeichnet man die Erkrankung als „Bhuri bhalo to Muri Bhalo". Das bedeutet: Wenn Nahrungsaufnahme und Ausscheidung aufeinander abgestimmt sind, dann ist die Gehirnfunktion richtig. Ayurveda besagt, dass Verstopfung die Mutter aller Krankheiten ist. Alle Erkrankungen beginnen in den Eingeweiden.

Auch die moderne Forschung in Deutschland gibt zu, dass die Anfänge von Parkinson in den Eingeweiden zu suchen sind, schon zwölf Jahre bevor die Krankheit ausbricht.

Mucuna pruriens ist eine Pflanze, die zu den Hülsenfrüchten zählt. Sie wird seit mehr als 4500 Jahren von ayurvedischen Ärzten zur Behandlung von Parkinson eingesetzt. Neuerdings akzeptiert die westliche Schulmedizin Mucuna als alternative Behandlung anstelle von oder in Kombination mit L-Dopa, nachdem die Wirksamkeit von Mucuna durch eine Studie bewiesen wurde.

Die von der Nationalen Parkinson Stiftung durchgeführte Forschung ergab, dass eine geeignete Dosis Mucuna zwei- bis dreimal wirksamer war als die bisher in vergleichbarer Menge eingesetzten Mittel.

Parkinson und Yoga

Yoga stellt eine nicht-medizinische Form der Behandlung dar, ohne irgendwelche chemischen Drogen zur Verfügung zu stellen. Das Ziel des Yogas ist physische Flexibilität (Arthrose-Prophylaxe) Stressverminderung durch Atemschulung, Regulierung des kardiovaskulären Systems (Abnahme der Hypertonie), Zunahme der physischen Energie (physische Energie wird in den Mitochondrien erzeugt und ist messbar). Eine niedrige Stufe der Lebensenergie ist eine wesentliche Ursache zahlreicher Krankheiten.

Hier wird ein Kurzprogramm angedeutet, das auszuführen Parkinson-Patienten möglich ist und hilft, die Lebensqualität wesentlich zu verbessern:

1. Konzept richtiger Ernährung (Sattwic Ahar)

2. Richtiger Ausdruck von Leib und Seele (Singen von Bhajans, Lach-Yoga, Gesichts-Yoga, Yoga-Tanzen

3. Richtige Energieaufnahme und Energieverwendung (Pranayama, Pratyahara, Sharira Dhyana)

4. Richtige Bewegungsqualität im täglichen Leben durch Asanas.

Raja Ray

Parkinson und Ayurveda

Der Bereich des Ayurveda in diesem Buch ist sehr begrenzt dargestellt, weil die traditionelle ayurvedische Herangehensweise an die Behandlungen sehr individuell ist. Ein Ayurveda-Arzt in Indien wird den an Parkinson Erkrankten nicht als Patient einstufen, sondern ihn individuell betrachten und versuchen, sein Vata und die Avaranas auszugleichen mit speziellen Ayurveda-Stufen:

1. Innere Medizin: Kasayam, Curnam, Bhasma, Taille, Aristam etc.
2. Äußere physikalische Therapien: Udvartanam, Thalam, Abhyangam etc.
3. Entgiftung: Nasyam, Vasti, Virecanam, etc.

Ayurveda ist wie eine ganz andere Welt – man braucht eine richtige Einrichtung mit speziellen Therapietischen, speziellen Geräten (Ausstattung zum Behandeln), richtig trainierte Ayurveda-Therapeuten und natürlich einen ordnungsgemäß ausgebildeten Ayurveda-Arzt, der wirklich die Prinzipien des Ayurveda verstehen und anwenden kann in Übereinstimmung mit dem Bedürfnis des Patienten. In diesen Tagen ist Ayurveda oder Wellness-Ayurveda sehr beliebt. Jedes große Hotel bietet Entspannungs-Ayurveda-Massagen an, und ein wirklich gutes medizinisches Ayurveda-Setup zu bekommen, ist schwer. Deshalb müssen Patienten sehr vorsichtig sein bei der Auswahl des Ortes und des Arztes für ihre Ayurveda-Behandlungen. Und am wichtigsten: Der Patient sollte interessiert und offen sein für die Welt des Ayurveda. Insbesondere für die Diät und den Lebensstil und bereit sein, Zeit und Geld zu investieren.

Alle ein bis zwei Jahre sollte ein Ayurveda-Programm durchgeführt werden. Im Allgemeinen dauert es 14 bis 21 Tage, doch manchmal sind noch mehr Tage erforderlich. Der Patient muss in der Ayurveda-Klinik bleiben, bestimmten Vorbereitungen und den Richtlinien am Ende der Ayurveda-Kur folgen.

Was Sie aus diesem Buch mitnehmen können, ist die tägliche Ayurveda-Routine, die ich im nächsten Kapitel beschreibe.

Wenn Sie eine Ayurveda-Kur machen möchten, sollten Sie dieses mit dem behandelnden Arzt bzw. dem für Sie zuständigen Neurologen besprechen.

Sie können sich auch beraten lassen, ob Sie Mucuna pruriens als einen natürlichen Ersatz für L-Dopa einnehmen können.

Kapitel 4:
Yoga und Ayurveda – Lebensweise für Parkinson-Patienten

Der Lebensstil des Yoga ist nicht eine Reihe von Regeln, sondern seit tausend Jahren eine Erfahrung der Yogis, die ihren Körper, ihren Geist und ihre Seele in einem Zustand des Gleichgewichts und der Harmonie halten für spirituelles Wachstum. Es ist genau wie eine Landkarte und gibt Ihnen eine Idee, den richtigen Weg zu Ihrer Gesundheit zu finden.

Die Yoga-Therapie beruht auf vier Grundsätzen:

1. Dahuti – Entgiftung
2. Asana – Psychophysische somatische Bewegungen
3. Pranayama – Atemtechniken für die Steigerung der Lebensenergie
4. Dhyana – Aufmerksamkeit, Achtsamkeit durch meditative Bewusstheit

Yogischer Lebensstil für Parkinson-Patienten

1. Konzept des richtigen Essens – Sattvic Ahar

Sattvic Ahar (Yoga-Diät). Was Sie essen, das sind Sie. Die Nahrung baut unseren Körper auf und beeinflusst auch unseren Geist und unsere Seele. Yoga-Diät bedeutet reines Essen. Mit dem Begriff reine Nahrung sind natürliche Nahrungsmittel gemeint, nicht Hybride, sondern Nahrung, die natürlich ist und unserem Körper Gleichgewicht und Harmonie verschaffen kann. Yoga-Meister nehmen nur reife Früchte und Wasser zu sich. Aber für normale Menschen bedeutet Yoga-Diät Gemüse, Früchte, Getreide, Nüsse, Honig, Milch. Man isst keine Eier, kein Fleisch und keinen Fisch. Tierische Nahrungsmittel geben weniger Energie. Sie haben in der Nahrungskette eine niedrigere Bewertung.

Es gibt in der Natur eine Kette, die als Nahrungskette bekannt ist. Die Sonne ist die Hauptenergiequelle für das Leben. Sie versorgt die Pflanzen mit Energie (die ersten in der Nahrungskette), die dann von anderen gegessen werden (Vierbeiner, Vögel, Menschen). Gemüse, Nüsse, Früchte etc. sind an der Spitze der Nahrungsmittelkette, sie haben die meiste Lebensenergie. Tierische Fleischprodukte enthalten „second-hand" Energie, weil Tiere überleben, indem sie Gemüse oder andere Tiere essen. Auch in der vegetarischen Diät kann man alle essentiellen Nährstoffe bekommen (Proteine, Fette, Kohlenhydrate, Minerale etc.).

Yoga-Diät für Parkinson-Patienten

Die moderne Medizin für Parkinson wie L-Dopa kann nicht richtig funktionieren, wenn Sie tierische Proteine zu sich nehmen. Deshalb ist es für den Erfolg moderner Medizin nützlicher, wenn Sie Proteine auf der Grundlage von Gemüse verzehren, also frisch gekochte Früchte, Gemüse, Getreide und Nüsse. Es ist besser, Milchprodukte zu vermeiden, weil das Schleim in den Eingeweiden verursacht. Bei Parkinson-Patienten sollten die Eingeweide sauber und gesund sein. Wenn Ihr Verdauungssystem gesund ist, haben Sie eine gute Gesundheit. Erregende Getränke wie Kaffee, schwarzer Tee, Zigaretten, Alkohol und übermäßiger Geschlechtsverkehr sollten vermieden werden, weil das im Nervensystem Stress verursacht.

Parkinson-Patienten sollten ihr Nervensystem stark und gesund erhalten, weil es bereits geschwächt ist.

Vielleicht werden Sie sagen, dass für Sie ein Leben ohne Fleisch unmöglich erscheint. In unserer neurologischen Abteilung bleiben Patienten 18 Tage. Die Diät: zum Frühstück kein Brot und keinen Kaffee, zum Mittagessen kein Fleisch, keinen Fisch, keine Eier, zum Abendbrot keinen Wein, keinerlei Alkohol. Die meisten unserer Patienten gewöhnen sich rasch daran. Sie sind größtenteils Deutsche. Und Deutsche ohne Brot und ohne Kaffee? – Sie wissen, was ich meine ... Aber sie halten sich dennoch an die angebotene Diät.

Personen, die übergewichtig sind, bekommen ihr gesundes Körpergewicht zurück. Dadurch verbessern sich ihre Atmung und die Bewegungen. Untergewichtige Personen verbessern ihre Verdauungskraft. Sie fühlen sich gut mit ihrem Körper und Eingeweiden. Wenn Sie krank sind, ist das Essen nicht zum Spaß da oder weil wir etwas Bestimmtes schmecken wollen. Essen ist jetzt eine Medizin. Brot, Fleisch und bearbeitete Nahrungsmittel verursachen Verstopfung, sind hart für die Eingeweide und schwer verdaulich. Wenn Sie das Richtige verzehren, ist Ihre Gesundheit auch gut. Helfen Sie sich und Ihrer Gesundheit, kümmern Sie sich nicht um Ihre Geschmacksknospen.

Einige grundlegende Richtlinien für die Diät bei Parkinson.

a. Trinken Sie lauwarmes Wasser. Vermeiden Sie Wasser mit Kohlensäure (Sprudel), vermeiden Sie eisgekühltes Wasser. Trinken Sie keinen Alkohol, keinen Wein, keinen Kaffee, keinen schwarzen Tee, weil das im Laufe der Zeit Ihr Nervensystem schwächt. Versuchen Sie neue Getränke: Kräutertee, Ingwertee, trinken Sie manchmal heiße Schokolade, aber ohne Sahne.

b. Essen Sie morgens Haferbrei, Hafergrütze mit frischem Obstsalat. Verzichten Sie auf Brot mit Käse, weil das schwer verdaulich ist.

c. Vermeiden Sie tierische Proteine (Fleisch, Eier, Fisch), weil tierische Produkte sich mit modernen Medikamenten zur Parkinsonbehandlung nicht vertragen. Nehmen Sie stattdessen vegetarische Proteine zu sich: Nüsse, Linsen (Dal), Spinat, Mungbohnen usw. Wenn Sie unbedingt Fleisch essen wollen, dann schlägt Ayurveda Geflügel vor: Huhn, Truthahn, Ente usw., weil das leichter verdaulich ist als das schwer zu verdauende Rind- oder Schweinefleisch. Fisch verursacht Schleim im Körper, und dadurch werden Ihre Bewegungen langsam – also vermeiden Sie Fisch.

d. Vermeiden Sie auch Milchprodukte. Milch, Käse, Butter, Joghurt etc. Eiscreme verursacht Schleim im Körper. Dadurch werden Ihre Bewegungen langsam. Verwenden Sie stattdessen Kokosmilch oder Sojamilch. Statt Butter verwenden Sie Olivenöl, Sonnenblumenöl oder andere pflanzliche Öle zum Kochen. Ayurveda schreibt Ghee (das ist geklärte Butter) in geringem Ausmaß vor.

e. Immer gekochtes, warmes Essen verzehren. Salate sind unpassend, weil sie roh und kalt sind, deshalb schwer verdaulich. Parkinson-Patienten haben eine schwache Verdauungskraft. Wenn Sie wirklich Salate oder rohe Nahrungsmittel zu sich nehmen wollen, dann essen Sie sie morgens, weil dann die Verdauungskraft stark ist. Essen Sie nie Salat, Joghurt oder rohe Nahrungsmittel spät abends oder gar nachts, das wird Schleim in Ihrem Körper verursachen, und davon werden Ihre Bewegungen langsam.

f. Essen ist ähnlich wie Meditation. Nehmen Sie Ihre Mahlzeiten in Ruhe ein. Kauen Sie bewusst und sorgfältig – erst dann herunterschlucken. Beschäftigen Sie sich nicht während des Essens mit Ihrer Zeitung. Schalten Sie Ihr Mobiltelefon aus. Schalten Sie den Fernseher und das Radio aus, während Sie essen. Vermeiden Sie nach Möglichkeit Arbeitsessen mit schwierigen Diskussionen oder Versammlungen, wo gegessen wird oder angeregte Unterhaltung stattfindet, während Sie essen. Es ist zu viel Stress für Ihr Gehirn, für Ihre Nerven und für Ihren Körper, so viele Dinge zur gleichen Zeit durchzuführen.

Richtiger Ausdruck für Leib und Seele

Leben ist ein Ausdruck. Wenn Sie von Parkinson belästigt werden: Wer wird belästigt? – Sie selbst. – Wer sind Sie? – Leben. Sie sind Leben, und Leben bedeutet Existenz. Und Existenz bedeutet Ausdruck. Ich kenne Parkinson-Patienten, die viel effizienter waren als ich. Einer hat unsere Europareise organisiert und geplant, als meine Eltern nach Deutschland kamen, um mich zu besuchen. Ein anderer half mir, meine neue Wohnung einzurichten, weil er ein Möbelgeschäft hatte. Wieder ein anderer schenkte mir eine Probefahrt mit dem Porsche und fuhr mit der Geschwindigkeit von 300 km/h auf der deutschen Autobahn. Als Ihr gesunder und sportlicher Therapeut kann ich solche Sachen nicht ausführen, besonders nicht, als ich in Deutschland noch neu war. Körperlicher Ausdruck ist nicht Emotion oder Intelligenz. Es ist irgendetwas, was darüber hinausgeht: Aufmerksamkeit, Bewusstheit. Die Leute werden sagen, Bewusstsein ist etwas sehr Exotisches und dass es das nur in der Fantasie gibt. Aber Sie benutzen es. Wenn Ihre Frau oder Ihr Ehemann sagt, sitze still für 45 Minuten, dann werden Sie das nicht tun, weil Ihnen die Konzentration oder auch die Geduld fehlen.

Aber Sie können ununterbrochen drei Stunden Auto fahren oder noch länger. Das Fahren eines Autos ist nicht Konzentration oder Intelligenz. Sie sprechen, Sie hören Musik, aber Sie sind sich der Größe Ihres ganzen Autos bewusst, Sie achten darauf, dass es keine Kratzer, Schrammen oder gar Beulen bekommt. Sie wissen, wie viel Platz es brauchen wird für das Einparken. Irgendwie sind Sie mit dem Auto als Ganzes verbunden. Das ist Bewusstsein.

Sie können sich in einem Yoga-Zentrum an einem Kirtan-Workshop beteiligen, oder an Klassen des Lach-Yogas teilnehmen oder sich am Yoga-Tanzen beteiligen (siehe das Kapitel zum Yoga-Tanzen später in diesem Buch). Wenn Sie Ihre Gefühle und Emotionen ausdrücken wollen, um Ihre Balance zu finden, bezeichnet man das als Aufmerksamkeit. Das wird für Parkinson-Patienten ein Ersatz für Meditation oder Gedankenstille sein.

Richtige Energieaufnahme und richtiger Gebrauch von Energie

Wenn wir krank sind, wird auch unsere Lebensenergie schwach, und unsere natürliche Körperenergie wird geringer. Deshalb müssen wir unsere vorhandene Lebensenergie erhalten und für richtige Bewegung und Handlung nutzen. Als wir noch Teenager waren, konnten wir Energie verschwenden, um nachts Partys zu feiern. Wir konnten unseren Emotionen und Vorlieben freien Lauf lassen, wir haben versucht, uns in jeder möglichen Weise auszudrücken. Ob wir Kleidung entsprechend der neuesten Mode kauften oder durch Piercings und Tattoos an unserem Körper uns auszudrücken versuchten – in unseren jungen Tagen konnten wir Erfahrungen sammeln, Dinge schneller begreifen, wir konnten Neues rascher annehmen und uns einstellen auf neue Menschen, neue Gegebenheiten, neue Umgebung. Aber mit dem Erwachsenwerden verlieren wir das Interesse an diesen Dingen und sind weniger bereit, Änderungen und Neues zu akzeptieren. Wir entwerfen unser eigenes Lebensmuster und auch Disziplin. Und das dringt als Gefühl in unseren Geist.

Aber mit Parkinson ändert sich unsere ganze Identität. Normalerweise drücken wir unser Lebensgefühl aus, ohne viel darüber nachzudenken, was für die Arbeit oder den Vorgang erforderlich ist, etwa feine Gesten oder Handlungen. Wir reden, wandern, schreiben, haben einen mit der momentanen Beschäftigung zusammenhängenden Gesichtsausdruck und so weiter, je nach den Erfordernissen. Jetzt mit der Parkinsonerkrankung werden all diese Dinge schwierig.

Wir müssen jetzt neue Erfahrungen machen. Wir müssen lernen, unseren Körper in einer ganz anderen Weise zu benutzen. Z. B. so, wie Sie ein kleines Kind an die Hand nehmen. Es konnte nicht so rasch gehen wie Sie. Sie waren gewohnt, sich dem Kind anzupassen, ihre Bewegungen zu verlangsamen. Jetzt ist Ihr Körper auch einem Baby ähnlich. Aber Sie sind ein „Baby" mit Bewusstsein. Sie wissen, was Sie tun.

Hier nun die Werkzeuge, die Sie benutzen können: Pranayama, Pratyahara und Sharir Dharana.

a. Pranayama (Yoga-Atemtechniken)

Warum atmen wir? Um Sauerstoff aufzunehmen, der uns mit Lebensenergie versorgt. Aber unser Körper kann den Sauerstoff nicht speichern. Atmung schenkt unserem Körper Energie. Aber das ist uns nicht bewusst. Pranayama bedeutet Ausweitung der Lebensenergie. Durch die Yoga-Atmung können wir unsere Lebensenergie steigern, und das bewusst wahrnehmen. Die meisten von uns verwenden nicht die volle Kapazität der Lungen. Wir benutzen unser Zwerchfell (Diaphragma) nicht mit der erforderlichen Leichtigkeit. Alle klassischen Yoga-Atemtechniken beruhen auf richtigen Zwerchfellbewegungen. Durch den richtigen Gebrauch des Diaphragmas haben wir die Möglichkeit, unsere Lungen vollständig zu benutzen. Das Zwerchfell wird den inneren Organen eine gute Massage geben. Wenn sich das Diaphragma gleichmäßig auf und ab bewegt, hilft das unserer Wirbelsäule, sich aufzurichten und sich aufrecht zu halten. Allein durch die richtige Zwerchfellbewegung bekommen wir eine gute aufrechte Körperhaltung. Weil die Lungen wesentlich mehr mit Atemluft angefüllt sind, wird die Blutqualität besser. Das stärkt gleichzeitig auch Ihr Nervenkostüm. Die tiefe Atmung bewirkt Entspannung der Muskeln und des ganzen Körpers. Sie werden erleben, dass sich Verspannungen in Ihrem Körper auflösen. Unser Atmen ist immer mit der Aufnahme von Lebensenergie verbunden. Andererseits bestehen Zusammenhänge zwischen Atmung und dem Geist. Deshalb bewirkt Pranayama Gleichgewicht und Harmonie zwischen unserer physischen (Körper) und unserer psychischen Existenz (Denken, Wahrnehmung, Geist usw.). In allen geläufigen Yogabüchern wird Ihnen der Begriff Pranayama als Yoga-Atemtechniken erklärt werden. Aber in der original indischen Fachsprache bedeutet Prana = Lebensenergie und ayama = sich ausdehnen, erweitern, vergrößern. Pranayama bedeutet Erweiterung, Ausdehnung der Lebensenergie. Das ist so zu verstehen: Durch Yoga-Atemschulung nimmt der Körper mehr Lebensenergie auf.

Pranayama für Parkinson-Patienten

Durch Praktizieren der speziellen Yoga-Atmung lässt sich bei Parkinson-Patienten die Steifigkeit reduzieren. Sie können mit dem „Freezing" besser umgehen. Den

Gehirnzellen wird mehr Lebensenergie zugeführt. Sauerstoffzufuhr steigert deren Leistungsfähigkeit, möglicherweise entstehen sogar neue graue Hirnzellen. Indem man das Muster der elektrischen Wellen in den Neuronen des Gehirns verändert, können sich beide Hirnhälften entspannen und harmonisieren. Mit der Besserung des körperlichen Zustands wächst das Selbstvertrauen. Das reduziert den Stress und bewirkt in jeder Lebenssituation mehr Frieden und Harmonie.

b. Pratyahara

Pratyahara bedeutet „Zurückziehen der Sinne". Mit einfachen Worten: Yoga-Entspannung.

Warum wünschen wir Entspannung? Um mehr Energie zu bekommen. Warum schlafen wir? Warum nehmen wir Urlaub? Warum brauchen wir auch eine Auszeit von Familie und Freunden für uns allein? Wir schlafen, um unser Nervensystem zu entspannen. Wir laden unser Gehirn wieder auf. Wir ziehen unsere Sinne zurück, um unseren Geist und unsere Denkkräfte zu stärken. Wir nehmen Urlaub, weil unser Körper und unser Denken müde sind vom eintönigen Ablauf der täglich gleichen Verrichtungen und vom Einerlei des Alltags. Wir möchten allein sein, weil wir unseren Freiraum brauchen, um uns mit uns selbst zu beschäftigen und mit uns selbst in Einklang zu kommen. Aber manchmal reicht das alles nicht aus. Wir stehen morgens unausgeschlafen auf und meinen, uns fehlt Energie. Wir trinken eine Tasse Kaffee und hoffen, das baut uns auf. Aus dem Urlaub kommen wir mit einer „Feiertagskrankheit" und um einige Kilos schwerer zurück. Warum geschieht das? Die Entspannung kommt, wenn wir uns zurückziehen. Was ziehen wir zurück?

Unser Leben beginnt mit der Geburt und endet mit dem Tode. Leben ist Sinneswahrnehmung. Unsere Kenntnisse, unser Wissen erwerben wir durch unsere Intelligenz aufgrund unserer Sinneswahrnehmungen. Wir können nur vollständig entspannen, wenn wir unsere Sinneswahrnehmungen zurückziehen. Die Yoga-Technik Pratyahara bedeutet, die Sinneswahrnehmungen abzuschalten. Das begreifen wir erst, wenn wir es erfahren haben. Yoga Nidra ist eine geeignete Yoga-Technik der Bihar-Schule für Pratyahara. Wenn Sie einen guten Yoga-Lehrer als Ersatz dafür nicht finden können, versuchen Sie es mit Achtsamkeit oder autogenem Training.

Bei Parkinson wird Pratyahara helfen, Kraft und Selbstvertrauen zu gewinnen oder wiederzuerlangen.

c. Sharir Dharana

Sharir Dharana (Sharir = Körper; Dharana = Durchhaltevermögen) ist Nachhaltigkeit oder Stabilität von körperlichen Funktionen. Die Frage ist, wie man den Körper stabilisieren kann. Der Blutdruck schwankt zu verschiedenen Tageszeiten und beim Wechseln der Körperhaltung, jeden Tag sterben viele der Zellen ab und neue werden gebildet, Metabolismus findet statt, sogar Haare fallen aus. Der Körper ist zu jeder Zeit Wandlungen unterworfen. Wie ist es möglich, in solchen gegensätzlichen Situationen Stabilität zu erreichen?

Bei Parkinson-Patienten reagiert der Körper jeweils verschieden. Verdauungsprobleme sind zu meistern, Stimmungsschwankungen sind schwer zu überwinden, und es gibt Bluthochdruck und Phasen mit zu niedrigem Blutdruck.

Sharir Dharana ist eine Art Körperbewusstheit. Man erlangt diese durch gelungene Praxis von Pranayama und Pratyahara. Das hängt ab von gutem Verständnis der Übungstechniken und von regelmäßiger Durchführung der Praktiken – und es braucht Zeit. Man muss es einfach tun. Es ist ein Weg der Balance zwischen Krankheit und Gesundheit.

Richtige Bewegungsqualität und Meditation im täglichen Leben

a. Asanas (Yoga-Bewegung)

Dieser Teil der Yoga-Therapie ist in der ganzen Welt am populärsten. Allgemein nennen die Leute diese Körperhaltungen Yoga. Wenn man ein bekanntes Yogabuch öffnet, kann man Fotos von sehr schwierigen Yoga-Positionen finden. Diese Haltungen verlangen Flexibilität und Kraft. Ist das ein Asana?

Wir beziehen uns auf die erste schriftliche Veröffentlichung: „Yoga Sutras des hinduistischen Weisen Patanjali", geschrieben vor vielen Tausend Jahren. Dieses Buch definiert Asana als: Sthiram Sukham Asanam.

Sthira bedeutet, dass wir unserer Existenz bewusst sind. Diese Existenz ist ausgewogene Stille. *Sukha* bedeutet Sinneswahrnehmung zu einem Zustand des Eindämmens der Fülle. *Asanas* bedeutet, dass sich Gehirn, Herz, Muskeln, Nerven und endokrines System in einem Zustand der Harmonie und des Gleichgewichts befinden.

Mit einem Satz gesagt: Wenn Ihre Körperhaltung glücklich ist.

Manchmal schlafen Sie acht Stunden und am Morgen fühlen Sie sich müde. Sie müssen eine heiße Dusche nehmen oder einen schwarzen Kaffee trinken, um Energie zu bekommen. Ist solches Schlafen ein Asana?

Sie verbringen einen Urlaub am Strand einer sonnigen Insel, sie entspannen sich unter einem großen Schirm, aber sie kehren krank aus dem Urlaub zurück. Warum? Sie sitzen auf Ihrem Bürostuhl, dessen Design nach neuesten Erkenntnissen der Ergonomie entworfen wurde, aber Sie verändern Ihre Sitzposition alle 15 Minuten. Die Yogis experimentierten mit Sitzhaltungen und Bewegungen seit Jahrtausenden, und sie überlieferten uns die yogischen Bewegungen – Asanas. Diese bewirken Harmonie und Ausgeglichenheit in allen Dimensionen des Körpers, des Geistes und der Seele, ja – für unsere gesamte Persönlichkeit.

Asanas für Parkinson-Patienten

Wenn jemand stirbt, leidet er nicht mehr an Parkinson. Leben verlangt, dass man sich bewegt, Leben bedeutet Bewegung. Die Atmung ist Bewegung. Sie bewegen sich bis zu Ihrem letzten Atemzug. Sie existieren, deshalb leben Sie. Werden Sie sich Ihrer Existenz bewusst. Werden Sie sich bewusst, dass Ihr Körper Parkinson hat. Sie bewegen sich. Urteilen Sie nicht. Ich bin gesund oder nicht. Aber auch wenn Sie krank sind: Sie atmen doch! Atmen bedeutet, dass Sie sich bewegen. Wenn Sie sich körperlich schlecht bewegen können, stellen Sie sich in Gedanken vor, dass Sie Yogabewegungen durchführen. Bedauern Sie sich nicht selbst. Klagen Sie nicht „Warum zittern meine Hände?", „Warum friere ich?", „Warum bin ich steif?". Akzeptieren Sie die Gegenwart und bewegen sie sich, so gut es geht. Geben Sie sich zufrieden mit Ihrer eingeschränkten Bewegungsleistung. Machen Sie sich bewusst, was Sie bewegen können und was Sie nicht bewegen können. Jede Situation hat einen positiven und einen negativen Aspekt. Bewegen Sie sich einfach und denken Sie nicht. Dann geschieht Asana.

b. Vedanta

Vedanta ist eine hinduistische philosophische Schule. Vedanta besagt, dass jeder Mensch für sein eigenes Leben der Meister ist. Im Laufe der Zeit ändern sich Ihre Lebensbedingungen, und Sie müssen sich darauf einstellen, Ihr Handeln danach ausrichten, wenn Sie vorankommen wollen. Die größte Sünde, die Sie im Leben begehen können, ist zu denken, dass Sie schwach sind. Wenn Sie mehr über Vedanta erfahren möchten, lesen Sie das Buch von Swami Vivekananda.

Vedanta für Parkinson Patienten

Selbsthilfe ist die beste Hilfe. Vedanta-Philosophie wird Parkinson-Patienten motivieren, ihren Alltag mit Parkinson zu meistern. Patienten können innere Kraft fühlen und anwenden. Sie können Ihr eigener Heiler werden. Ihnen wird Parkinson einprogrammiert. Man kann viel machen, zum Beispiel die zahlreichen Artikel über die Parkinsonforschung lesen, die kürzlich erschienen sind. Man kann verschiedene Arten der Behandlung erproben, herkömmliche oder alternative. Oder der Patient wird depressiv und tut nichts für seine Genesung. Alles das gehört zum Parkinson-Programm der Patienten.

Aber Vedanta lehrt, jeden Moment des Lebens aktiv zu leben, ob er gut ist oder schlecht, das Leben geht weiter und man kommt voran. Man muss vorausdenken und weiterleben, es gibt keinen anderen Weg. Leben ist Bewegung. Wenn Sie sich nicht bewegen, werden Sie sterben. An einem Tage fühlen Sie sich weniger gut, leiden unter Steifigkeit, Freezing, haben Schmerzen, Unruhe, Müdigkeit, und an einem anderen Tag haben Sie gute Energie und fühlen sich besser. Werten Sie nicht, ob gut oder schlecht. Bewegen Sie sich. Denken Sie nicht darüber nach. – leben Sie.

c. Dhyana – Yoga-Meditation

Meditation bedeutet abzusinken in sehr tiefe Konzentration. Je mehr man sich darum bemüht, desto mehr gerät man in Stress. Dhyana ist Meditation. Dhyana bedeutet nicht, sich auf etwas zu konzentrieren. Es bedeutet, da zu sein, und es ist ein Vorgang des Werdens. Sieh ein Baby: es fällt hin, es steckt schmutzige Dinge in den Mund. Aber das Baby ist immer voller Lebendigkeit, es ist immer neugierig. Ein Baby ist ein Yogi, aber ohne Bewusstsein. Es weiß nicht, was es tut.

Die yogische Meditation für Parkinson-Patienten ist dafür da, um mit der Erkrankung zu existieren und mit Parkinson etwas zu werden. Es meint nicht ein Akzeptieren im Sinne von etwas Festgeschriebenem, sondern Sie sollten sich damit bewegen, so wie sich Mann und Frau miteinander bewegen.

d. Shatkarma – Yogische Entgiftung

Entgiftung durch Shatkarmas ist der Anfang der Yoga-Therapie. Sie betrifft den Körper und ist wirklich eine sehr anstrengende Yoga-Technik: Laghoo sankhaprakshalana ist eine komplette Reinigung des Magen-Darm-Kanals. Das wird für Parkinson-Patienten äußerst nützlich sein. Die Durchführung ist schwierig. In den Anfangsstufen des Parkinson kann der Patient versuchen, es einmal im Monat anzuwenden. Leichter ist die ayurvedischen Entgiftungsmöglichkeit, bekannt als Panchakarma. Bevor Sie diese Arten der Entgiftung anwenden, ist es notwendig, einen Arzt um Rat zu fragen.

So entgiftet ein Parkinson-Patient mit richtiger Ernährung (Sattwic Ahar) seinen Körper. Damit hilft er seinem Körper gut zu funktionieren, insbesondere der Verdauung, dass sie leicht arbeitet. Fleisch als Nahrungsmittel braucht lange Zeit, um verdaut zu werden. Fleischprodukte gelten als Säurebildner. Warmes gekochtes Essen ist immer leicht verdaulich. Wenn man sich wohlfühlt, ist der Ausdruck von Leib und Seele besser, und das ermöglicht, Depression zu überwinden. Der Gesichtsausdruck ist freundlicher, und die Körperbewegungen haben eine bessere Qualität. Der Umgang mit der Lebensenergie ist gerade bei Parkinson ein wichtiger Aspekt im alltäglichen Leben. Gelingt das nicht, fehlt die natürliche Lebenskraft zur Bewältigung der täglichen Verrichtungen. Die Atemübungen und Pratyahara (Grübeleien unterlassen) werden die Mentalität verbessern, auch die Wahrnehmungsmöglichkeiten erweitern, und Sharir dharana wird helfen, Körper, Geist und Seele zu integrieren. Qualitativ richtige Körperbewegungen (Asanas) bewirken eine besondere körperliche Erfahrung, weil durch den Ausgleich und die Harmonisierung des Nervensystems sich der Muskeltonus reduziert, sich also Verspannungen lösen und gleichzeitig die Bewegungsfunktion verbessert wird.

Die Beschäftigung mit der Vedanta-Philosophie wird Ihnen Motivation geben, und wenn Sie Dhyana ausführen, können Sie Frieden erreichen.

Deshalb: Mithilfe des yogischen Lebensstils lernt man, mit der Parkinsonerkrankung umzugehen, zu leben und die Lebensqualität wieder aufzubauen mit besseren Bewegungsmöglichkeiten, stärkerem Selbstausdruck und größerer mentaler Zufriedenheit.

Tagesroutine im Ayurveda

Eine tägliche ayurvedische Routine für Parkinson-Patienten, die man zu Hause machen kann.

Morgenplan:
- Stehen Sie zwischen 5.30 und 5.45 Uhr auf.
- Waschen Sie Ihr Gesicht und den Mund mit Wasser.
- Reinigen Sie mit einem Zungenschaber die Zunge, um den Belag zu lösen.
- Nehmen Sie 20 ml Sesamöl oder ein anderes Speiseöl, gurgeln und reinigen Sie den Mund mit ihm.
- Trinken Sie eine Tasse abgekochtes warmes Wasser.
- Gehen Sie danach zur Toilette.
- Nehmen Sie einen Teelöffel Kokosöl und schlucken Sie es.
- Trinken Sie eine Tasse warmes Wasser mit einem Teelöffel Zitronensaft.
- Nehmen Sie Sesamöl oder ein anderes Speiseöl. Tauchen Sie Ihren Zeigefinger in das Öl, reiben Sie Ihre Nasenlöcher von innen und atmen Sie dann tief ein. Lassen Sie das Öl für fünf bis zehn Minuten einwirken, dann wischen Sie die Nase mit einem Taschentuch aus.

- Massieren Sie Ihren Kopf, Ihre Hände und Füße mit warmem Sesamöl: Selbst-Abhyanga (Selbstmassage).
- Nehmen Sie eine Dusche mit warmem Wasser.
- Üben Sie das Yoga-1- oder Yoga-2-Programm aus diesem Buch.
- Führen Sie Atemübungen und Meditation aus (im Yoga-Programm enthalten).

Essensplan
- Nehmen Sie ein frühes Frühstück mit Porridge, Hafer oder gekochtem Reis und gekochtem Obst oder Gemüse zu sich. Kein Brot oder schwarzen Tee oder Kaffee. Sie können Kräutertees oder einfach warmes Wasser zu sich nehmen. Nichts Kaltes und auch nichts Rohes essen (z. B. Salat)
- vegetarisches oder veganes Mittagessen zwischen 12 und 14 Uhr.
- Nach dem Mittagessen gehen Sie für einen kleinen Spaziergang 10 bis 15 Minuten in einen Park oder Garten. Oder machen Sie eine stille Pause auf dem Balkon.
- Zwischen 15 und 17 Uhr nehmen Sie einen Kräutertee und einen gesunden Snack (z. B. Reiswaffel oder Knäckebrot) zu sich.
- Nehmen Sie ein frühes, leichtes, warmes Abendessen zu sich: Vegane oder vegetarische Suppe, Kein roher Salat, kein Käse oder Joghurt zur Nacht.
- Von 20 bis 22 Uhr entspannen Sie und bereiten Sie sich für einen guten Schlaf vor, um Ihre Nerven zu stärken.

Vorbereitung für einen guten Schlaf
- Geben Sie sich selbst eine Fußmassage mit Ghee oder Öl.
- Hören Sie leichte Instrumental- Musik mit Flöte oder Streichinstrumenten.
- Gehen Sie früh ins Bett, Schlafen Sie gut!

Wenn nach den 21 Tagen Aufenthalt im Krankenhaus die Patienten besser gehen konnten und ihre Symptome nicht mehr da waren, folgten sie wieder ihren alten Essgewohnheiten. Und wieder begannen sich die Symptome zu manifestieren. Manchmal luden mich

Patienten zu sich in ihr Haus ein, um Yoga-Bewegungen zu zeigen oder Ayurveda-Therapie zu geben, und wenn ich nach den Essensgewohnheiten und dem Lebensstil fragte, war das nicht immer leicht für mich, damit umzugehen.

Ich musste mit ihnen Eis essen und Wein trinken. Beides ist gar nicht gut für Parkinson-Patienten. Aber wenn jemand dich einlädt und dir etwas anbietet, kannst du nicht immer kritisieren und ein strenger Ayurveda-Therapeut und Yoga-Lehrer sein.

TEIL 2 –
MANAGEMENT

Bemühen Sie sich, mit der Gegenwart, mit dem,
was jetzt in Ihrem Leben eine Rolle spielt, fertig zu werden,
und versuchen Sie nicht, die Vergangenheit oder die Zukunft zu verwalten.
Wenn Sie das gegenwärtig Anliegende völlig bewältigen können, kommen auch automatisch Vergangenheit und Zukunft wieder ins Gleichgewicht.

Kapitel 5:
Selbstvertrauen

Haben Sie Vertrauen, wenn Sie sich bewegen. Im normalen Leben, bewegen Sie sich mit einem Ziel. Wenn Sie dieses Ziel erreichen, macht Sie der Erfolg selbstsicher.

Wir können von einem Baby viel lernen. Es hat sehr viel Selbstvertrauen. Es zögert nicht, irgendetwas zu tun oder zu fragen. Es betätigt sich einfach, und andere folgen. Aber: Das Baby hat kein Ziel bei seinem Tun.

Wie kann man Selbstvertrauen entwickeln, wenn man nicht in der Lage ist, die Situation zu kontrollieren?

Die Natur ist von sich selbst überzeugt. Die Natur erwartet keinerlei Hilfe vom Menschen. Der Mensch zerstört die Natur, aber die Natur versucht immer, Gleichgewicht und Harmonie zu bewahren. Sogar nach gewaltigen Naturkatastrophen regeneriert sich die Umwelt. Die menschliche Zivilisation begann etwa vor 20 000 Jahren. Aber die Natur hat immer selbstständig gewirkt und sich selbst wieder ausbalanciert.

Yoga-Lebensstil bewirkt Harmonie und Gleichgewicht im körperlichen System, das führt zu Selbstvertrauen. Yoga-Bewegungen (Asanas) bewirken harmonische Zusammenarbeit zwischen Ihrem Nervensystem und Ihrem endokrinen System. Wenn Sie sich auf yogische Weise bewegen, ohne zu urteilen und ohne in Konkurrenz zu treten mit Ihren eigenen Körperbewegungen, die Sie früher machen konnten, dann führt das zu Ihrem persönlichen Gleichgewicht, und Harmonie wird sich einstellen. Vielleicht werden die Bewegungen nicht so perfekt sein, wie es die gewöhnlichen gesellschaftlichen Vorstellungen voraussetzen. Yoga lehrt Sie, individuell zu werden. Yoga lehrt Sie, Ihre gewohnte Mentalität aufzugeben. Sie handeln nicht mehr wie ein vollkommen produktives Sozialwesen, das nur dazu da ist, Steuern zu zahlen und mit Arbeitsleistung der Gesellschaft zu dienen.

Es gibt viele Beispiele von Yogis in Indien, aber ich werde Ihnen ein Beispiel aus der westlichen Welt anführen.

Yoga im spirituellen Sinne bedeutet Vereinigung oder Verbindung. Hier bedeutet es eine Verbindung mit der ständigen Veränderung. Das Jetzt verändert sich ständig. Etwas, was sich ständig ändert, kann nicht vollkommen sein, so wie der menschliche Körper. Dieser ist immer dabei, sich zu verändern. Täglich sterben alte, verbrauchte Zellen ab, täglich werden neue Zellen gebildet. Wenn Ihr Körper vollkommen ist, gleicht er einer Bildsäule aus Stein in einem berühmten Museum, aber nicht einem lebendigen Körper. Versuchen Sie nicht, perfekt zu werden. Versuchen Sie, kreativ zu werden. Dadurch wird spontan und automatisch Ihre eigene persönliche Selbstperfektion entstehen.

Hier ein weiteres Beispiel: Der in aller Welt berühmte Wissenschaftler Stephen Hawking sitzt schwer behindert in einem Rollstuhl. Normalerweise würde man denken: Was hat der denn von seinem Leben? Er kann ja nicht einmal sprechen. Aber für die wissenschaftliche Welt ist er mehr als vollkommen. Wenn Stephen Hawking über seine Behinderung geurteilt hätte, wie andere das tun, hätte er leicht depressiv werden können. Sogar die Ärzte staunen, wie er überhaupt leben kann, und das schon so lange. Ich habe ihn nie persönlich kennengelernt, aber sein Leben gibt mir eine große Motivation.

Kann sein, er denkt: Meine Beine funktionieren nicht, aber ich habe ja den Rollstuhl, und dessen Räder sind meine Beine. Oder er denkt: Ich kann nicht sprechen, aber mein Computer ist mein Mund. Er lebt diese ständig sich verändernde Verbindung zu den Rädern seines Rollstuhls und dem Computer, als ob diese zu seinem Körper gehören würden. Für einen gesunden Menschen können seine Bewegungen nicht als normal gelten. Aber unser Verstand wird einsehen, dass er vollkommener ist als viele Intellektuelle.

Wenn wir das Zwerchfell (Diaphragma) sorgfältig benutzen wie beim Yoga-Atmen üblich, entwickelt der Körper eine feste, sichere Haltung. In einer entspannten Weise versorgt das unsere Muskeln, Knochen und Organe, indem sie sich anfüllen mit Lebensenergie (Prana). Das kräftigt unser Immunsystem, schützt vor Krankheiten.

Und eine feste, sichere Haltung zeigt immer eine Körpersprache voller Selbstvertrauen. Die Yoga-Entspannung (Pratyahara) wird Ihnen ein besseres Verständnis für Ihr Körperbewusstsein und mehr Achtsamkeit vermitteln, indem Sie Ihnen bessere Selbstwahrnehmung und neue Erkenntnisse über Ihren Körper zur Verfügung stellt.

Durch die Milde der Yoga-Diät wird sich Ihre Einstellung zu Mitmenschen sanfter und gütiger gestalten. Das wird Ihnen das Gefühl geben, ein nützliches Mitglied Ihrer Umgebung und der Weltgemeinschaft aller Menschen zu sein. Die yogische vegetarische Ernährung wird Sie mit der vollkommenen Lebensenergie versorgen, weil diese Nahrungsmittel zum Besten gehören, was man essen kann.

Mit der Yoga-Meditation, Ihrem selbst erstellten Dhyana-Programm und Ihrer durch Vedanta erlangten Einstellung zum Leben werden Sie die Bedingungen und die Gestaltung Ihres Lebens und vor allem Ihre Psyche umkrempeln. Sie leiden nicht mehr unter Ihrer Krankheit, weil Ihre Gedanken sich nicht damit beschäftigen. Und während Sie das in Ihren Alltag einfügen, öffnen Sie selbst alle Tore zu Energie und Selbstvertrauen. Das wird Sie heilen. Sie werden an sich selbst glauben. Sie werden Ihre Existenz und Ihr Leben genießen.

Kapitel 6:
Spiritualität

Yoga ist eine spirituelle Wissenschaft. Das Ziel, auf das im Yoga alles hinausläuft, ist, inneren Frieden zu erlangen. Religion und Spiritualität sind voneinander völlig verschieden. Religion handelt vom Glauben und von religiösen Systemen und deren Dogmen. Spiritualität bedeutet, Frieden zu erlangen. Obwohl Yoga eine Philosophie des Hinduismus ist, geht es um eine universale geistige Wissenschaft. Allen Menschen steht diese Wissenschaft mit ihren Vorzügen zur Verfügung. Wo auch immer auf der Welt Sie die Yoga-Techniken befolgen, es wird überall zum gleichen Ergebnis kommen: Frieden. Und Frieden bedeutet Harmonie und Gleichgewicht.

Einige Werkzeuge des Yoga für Spiritualität:

Mantra

Mantra bedeutet einen Klang, der eine Energie enthält, die Sie von Ihren Denkgewohnheiten befreit. Wenn man sorgfältig seine eigenen Gedanken beobachtet, wird man herausfinden, dass sie wie ein „Plappermaul" sind. In einem Moment kommen verschiedene Gedanken und gehen wieder. Manchmal sind Gedankenmuster so vielschichtig, dass es sehr schwierig ist, sie ganz klar zu fokussieren. Diese Bedingung übersetzt sich in Stress, verursacht Verspannungen und „Burn-out-Syndrom" (man fühlt sich abgespannt und lustlos). Manchmal führt das sogar zu psychologischen Problemen.

Stellen Sie sich vor, Sie sitzen an einem chaotischen Platz. Auf einmal hören Sie einen Klang, der anders ist als der des Chaos. Ihre

Gedanken werden sich neugierig darauf einstellen, was der Ursprung dieses Geräusches ist. Ihre Aufmerksamkeit wird sich ausrichten auf diesen anderen Klang. Wenn Sie also in dem Chaos Ihrer Gedanken ein Mantra singen, erschaffen Sie Klangwellen, die Ihnen Ruhe geben und Sie zu innerem Frieden führen können.

Aum

Aum ist das populärste Mantra. Es ist ein Sanskrit-Wort. Es besteht aus drei Buchstaben: A, U und M. Man glaubt, dass Aum der erste vibrierende Ton war, der die Welt erschuf. Aum vertritt das Absolute, es steht für Gott. Es wurde von unzählbaren Gläubigen verwendet. Millionen von ihnen haben dieses Wort immer in seinem universalen Sinn benutzt. Es gibt kein spezielles Attribut, es bezieht sich nicht auf irgendeine bestimmte Gottheit.

Swami Vivekananda sagte: „Wenn man vom Gesichtspunkt der Phonetik ausgeht, ist der erste Buchstabe A der Basis-Klang, der Schlüsselton, den man ausspricht, ohne dass die Zunge auch nur einen Teil des Gaumens berührt. Der Buchstabe M steht als letzter Ton in dieser Reihe, und er wird mit geschlossenen Lippen erzeugt. Der Buchstabe U rollt von der Gaumenwurzel bis zum Ende der Schallmuschel des Klangkörpers, der unser Mund ist. Auf diese Weise vertritt Aum sämtliche Phänomene des Hervorbringens von Klängen.

Anwendung in der Therapie

Um das Mantra Aum richtig singen zu können, sind die richtige Zusammenarbeit, Gleichgewicht und Harmonie von Lungen, Zwerchfell, Unterleib, Kehle, Zunge, Nase und Lippen erforderlich. Die meisten inneren Organe bekommen durch Aum-Singen eine sanfte Massage, und leichte Vibrationen werden im Raum des ganzen Körpers spürbar. Wenn man das regelmäßig singt, merkt man das an der Besserung der Wahrnehmung, am Klang der Stimme, und auch die

Aussprache wird deutlicher. Aum singen entspannt das Gehirn und das Nervensystem.

Man muss die richtige Yoga-Atmung (die Zwerchfell-Atmung) einsetzen, um Aum richtig singen zu können. Das erlaubt dem ganzen Körpersystem, mehr Sauerstoff aufzunehmen und zu bewahren. Und das wiederum verbessert alle Immunfunktionen unseres Körpers.

Sanskrit-Hymnen

Sanskrit ist eine der ältesten Sprachen des indoeuropäischen Lebensraums. Sehr viele europäische Sprachen wie Deutsch, Italienisch und Englisch sind Geschwister des Sanskrit und ihm ähnlich. Bei vielen Wörtern dieser Sprachen lässt sich die Ableitung und Herkunft aus dem Sanskrit erkennen. Die Hymnen, die in Sanskrit verfasst wurden, entstammen den Veden, die zu den ältesten Büchern der Welt gehören. Die Bedeutung der Hymnen ist allgemein gültig und universal. Man kann die Yoga-Praxis und auch die Meditationen mit solchen Liedern beginnen und abschließen. Man kann diese Lieder überall singen, wenn man geistigen und mentalen Frieden wünscht.

Hier zwei Lieder in Sanskrit, geschrieben mit für Europäer geläufigen Buchstaben, und ihre Übersetzung ins Deutsche.

Shanti Mantra

Aum Saha Navavatu
Saha Nau Bhunaktu
Saha Viryam Karavaahai
Tejasvi Navadhitamastu
Ma Vidvishavahai
Aum Shanti Shanti Shanti

Lied für den Frieden:

Mögen alle auf der Welt beschützt sein
Mögen alle ausreichend Nahrung haben

Mögen sich unsere Bemühungen vereinen
Möge unser Wissen sich erhellen
Lasst uns niemals miteinander streiten
Aum Frieden sei, Frieden sei, Frieden sei.

Beachten Sie Folgendes: Der erste Frieden ist für unseren eigenen persönlichen Körper, Geist und Seele, der zweite Frieden ist für alles Lebendige und nicht Lebendige auf der ganzen Erde, der dritte Frieden ist für das ganze Universum, für das bekannte und das, welches wir nicht kennen

Shanti Pfad

Asato Ma Sadgamaya
Tamaso Ma Jyotirgamaya
Mrityor Ma Amritam Gamaya
Aum Shanti Shanti Shanti

Gebet für den Frieden

Führe mich von der Lüge zur Wahrheit
Führe mich aus der Finsternis zum Licht
Führe mich vom Tod und Krankheit zu Moksha (von der Sterblichkeit zur Unsterblichkeit)
AUM Frieden sei, Frieden sei, Frieden sei

Kapitel 7: Parkinson-Yoga

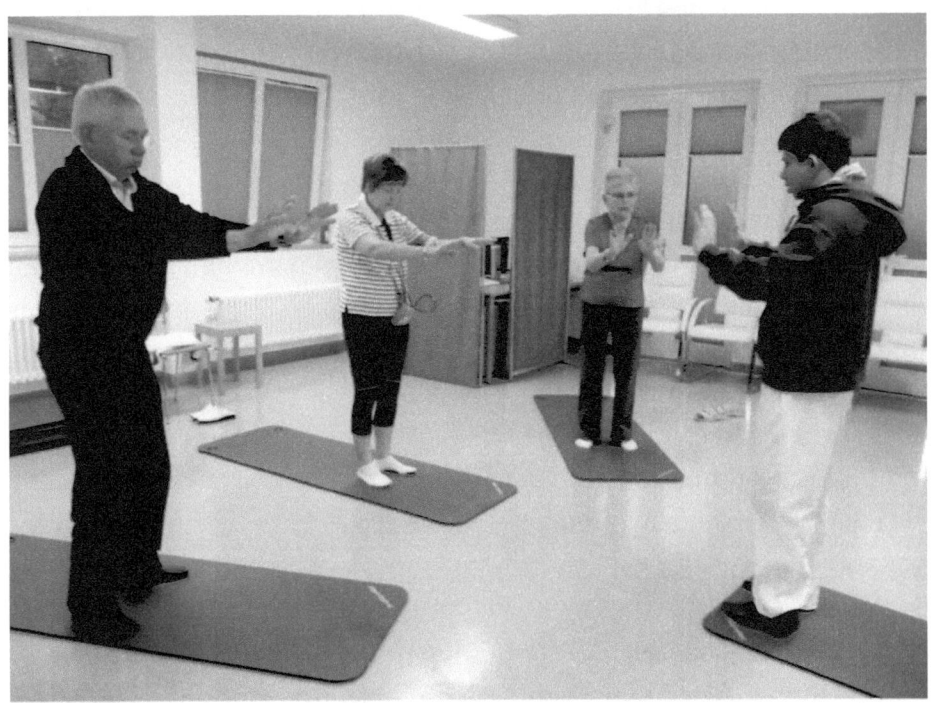

Geschichte

Prof Dr. Horst Przuntek lud mich ein, um in Deutschland ein Yoga-Programm für Menschen, die an Parkinson erkrankt waren, durchzuführen. Aber ich hatte keine Kenntnisse über diese Krankheit. Ich wusste lediglich, dass der Boxer Mohammed Ali Parkinson hat.

Lernen durch das Tun war immer mein Grundsatz. Die deutsche Sprache kannte ich nicht. Prof. Przuntek sagte, dass Deutsch eine sehr leichte Sprache ist. So kam ich mit drei deutschen Wörtern hier an. Mein erster Tag im Krankenhaus begann damit, dass ich zehn

Parkinson-Patienten einer Yoga-Klasse während einer Stunde unterrichten sollte. Es wurde erwartet, dass ich Deutsch sprach. Aber ich kannte kein einziges Wort der deutschen Sprache, um das zu tun. So atmete ich tief ein, zeigte auf meine Nase und fragte auf Englisch: „Wie nennt man das auf Deutsch?" Sie antworteten: „Einatmen." Ich atmete tief aus und fragte weiter: „Und wie sagt man dazu"? Sie antworteten: „Ausatmen." Ich bat sie (auf Englisch): „Schauen Sie bitte auf meine Körperbewegungen. Beobachten Sie, was ich tue." Und ich fuhr fort zu sagen: „Einatmen, ausatmen." So waren meine Patienten meine Deutschlehrer, und ich war dort Yoga-Lehrer. Das Lernen geschah, indem ich die Yoga-Haltungen vorführte. Dann beobachtete ich die Patienten, beobachtete deren Bewegungen. Dann fing ich an, mit ihnen zu sprechen, und besuchte sie schließlich auch zu Hause. Die Parkinson-Patienten waren meine Freunde, Philosophen, und sie leiteten mich. Manchmal ging ich bei der Morgenvisite mit den Ärzten mit und beobachtete dort, wie eine Diagnose gestellt wird. Welche Medizin verordneten sie? Was gibt es für Nebenwirkungen?

Jede Woche gab fand ein Treffen statt, um sich mit Kollegen über die Entwicklung der Patienten auszutauschen. Neurologen, Pathologen, Ayurveda-Ärzte, Krankenschwestern, Psychiater, Krankengymnasten, Sprachtherapeuten, Berufstherapeuten, Tanz-Therapeuten, Heilpraktiker, Feldenkrais-Trainer, Ayurveda-Therapeuten, sogar ein protestantischer Priester pflegten an dieser medizinischen Diskussion teilzunehmen. Alle diese verschiedenen Behandlungsmodalitäten gaben mir Inspiration und ermunterten mich, meine Yoga-Therapie für die Parkinson-Patienten weiterzuentwickeln.

Auch in der Morgenyoga-Klasse begegneten mir Herausforderungen. Die Patienten hatten Blutdruckschwankungen, am Körper waren Geräte angebracht für langfristige EEG-Messungen, Geräte, um 24 Stunden den Blutdruck zu messen, Geräte, von denen die

Gehirntätigkeit überprüft und angeregt wurde, am Körper hingen L-Dopa-Pumpen, einige hatten Katheter mit Urintasche. Einige gingen gestützt auf einen Stock, andere mit Krücken, wieder andere saßen im Rollstuhl, einige hatten einen Gehwagen (Rollator). Einige hatten unzureichende Merkfähigkeit, sogar einige demente Patienten nahmen teil. Die meisten hatten Parkinson, aber es waren auch Menschen mit MS (Multiple Sklerose) dabei, mit chronischen Depressionen, und auch Neuropolypathie-Patienten gehörten zu meiner Yoga-Gruppe.

Das Parkinson-Yoga-Programm war der „Morgenerfrischer" und „Energiegeber", der den schwarzen Kaffee ersetzte. Die Yoga-Therapie wurde in zwei Gruppen geteilt:

Yoga 1 für bewegliche Patienten, denen alle normalen Bewegungen möglich sind, und **Yoga 2** für unbewegliche Patienten, die Gehhilfen, Rollator, Rollstühle oder ATL-Hilfen für ihre Alltagstätigkeiten verwenden.

Wichtig: Patienten, die bettlägerig sind und sich kaum bewegen können, werden zu Vorstellungsübungen angeleitet. Diese können im Bett liegend durchgeführt werden.

Yoga für Parkinson-Patienten ist ein Gesamtkonzept. Die Bewegungstechniken (Asanas) können in veränderter Form dem Bewegungsvermögen der Patienten angepasst werden. Ich hatte keine Unfälle während meiner Yoga-Klassen mit Parkinson-Patienten, aber man muss diese Regeln befolgen.

Regeln

1. Bewegen Sie sich und verstehen Sie

   Zuerst kommt das Sich-Bewegen, dann kommt das Verstehen hinzu. Wenn Sie sich bewegen, senden Ihre Nervenimpulse Nachrichten an das Gehirn, und das autonome Nervensystem versucht, sein eigenes Gleichgewicht zu finden (Homoeostasis). Nun werden somatische Bewegungen (Asanas) durchgeführt, und das kognitive Denken (Chetana) verbessert sich. Das wird Ihnen Körperbewusstsein geben. Und das ist etwas anderes als körperliche oder geistige Intelligenz.

Wenn Sie dann täglich diese Bewegungen üben, können Sie Ihre Augen schließen. Das Schließen Ihrer Augen während der Yoga-Bewegungen entspannt das Gehirn und das Nervensystem. Es verbessert die Wahrnehmung Ihres Körpergefühls.

2. Denken Sie nicht darüber nach, ob Sie die Bewegungen gut oder nicht gut ausgeführt haben. Bewegung ist Leben. Wenn Sie sterben, bewegen Sie sich nicht mehr. Bewegen Sie sich, ohne an das Ergebnis zu denken (Karma-Yoga). Wenn Sie denken, kommen Verspannungen und Depressionen. Davon werden Sie noch kränker, als Sie schon sind.

3. Keine Kontrolle ist die beste Kontrolle.
Wir meinen, dass wir alles kontrollieren können. Aber: Können wir unseren eigenen Körper kontrollieren? Können wir unseren Herzschlag unter Kontrolle bringen? Können wir unseren Puls verändern? Nein. Wir können unsere Körperfunktionen nicht beeinflussen. Unser Körper hat seine eigene Weisheit und sein eigenes Wissen. Er weiß von selbst, wie und was zu tun ist. Wenn Sie Yoga Bewegungen (Asanas) durchführen, konzentrieren Sie sich nicht auf jedes Detail. Einfach üben. Tun Sie es einfach – und fühlen Sie es mit Liebe.

4. Vollkommenheit ist ein dummes Konzept. Ein Computer ist vollkommen. Sie geben einen Befehl ein, und Ihr Computer wird infolge der riesigen Anzahl seiner gespeicherten Informationen den Vorgang nach seiner Programmierung vollkommen ausführen. Aber der Computer kann nicht selbst ein neues Programm erschaffen. Ein vollkommenes Meisterwerk der Kunst, eine Skulptur, ist als Ausstellungsstück für ein Museum wertvoll, aber es ist ein totes Denkmal, es gibt kein Wachstum und keinen Fortschritt.

Vergleichen Sie sich nicht und beharren Sie nicht auf Ihrer sogenannten alten Gesundheit. Bewerten Sie nicht Ihr gegenwärtiges Bewegungsmuster auf der Grundlage früherer Bewegungsqualität. Es geht darum, dass Sie wie ein Künstler der abstrakten Kunst versuchen, Harmonie in dieser gegenwärtigen Verwirrung zu finden.

Wie arbeitet Parkinson-Yoga?

Leben umfasst die Zeitspanne zwischen Ihrer Geburt und dem Tod. Solange Sie sich bewegen und atmen, sind Sie lebendig. Bis zu Ihrem Tode müssen Sie sich bewegen, sei es auf gute oder auf schlechte Weise. Bewegung ist Bewegung. Yoga-Bewegungen versuchen, möglichst viel Gleichgewicht und Harmonie auch während dieser Zeit schlechter Bewegungsmöglichkeiten zu bewirken und der Yoga-Lebensstil verbessert Ihr Leben in allen Bereichen. Üben Sie ganz nach Ihren Bedürfnissen Yoga 1 oder Yoga 2, man kann auch mischen.

Yoga für den beweglichen Patienten (Yoga 1)

Gleichgewicht, Koordination und Atmung

Stellen Sie sich aufrecht hin. Fühlen Sie sich in Einklang mit Ihrer Seele. Spüren Sie Ihre Füße auf dem Boden. Heben Sie Ihre Zehen. Spüren Sie, wie sich Ihre Knie gegenseitig berühren. Weiten Sie Ihren Brustkorb von der Mitte aus, machen Sie den Nacken lang, dehnen Sie Ihren Kopf nach oben. Bringen Sie die Zehen zurück an den Boden. Fühlen Sie Ihre Körpermitte. Jetzt greifen Sie die Matte mit Ihren Zehen, und dann spielen Sie mit dem Gewicht Ihres Körpers. Mal etwas mehr nach vorne und mal etwas mehr nach hinten. Gehen Sie hinein in die Vorderseite und jetzt in den Rücken. (Abb. 1).

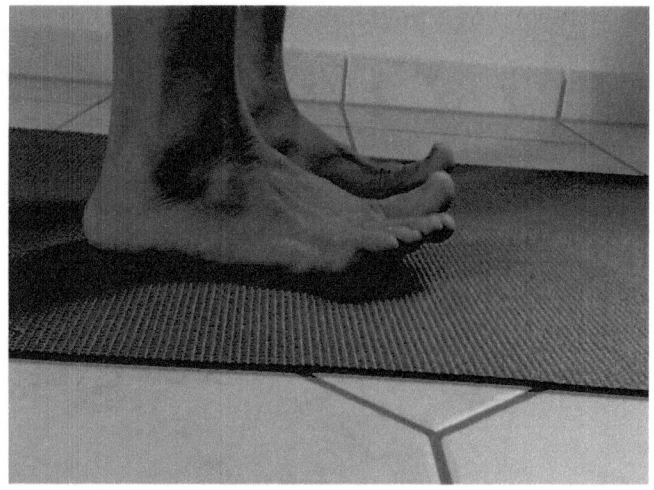

Abb. 1

Nun denken Sie sich in die Seiten Ihres Körpers – linke Seite, rechte Seite. Jetzt spielen Sie mit Ihrem Körpergewicht zu den Seiten hin. Dann kommen Sie wieder in die Ausgangsposition zurück. Versuchen Sie, Ihr Gleichgewicht auf dem Fundament zu finden. Halten Sie Wirbelsäule, Hals und Kopf aufrecht, nun stehen Sie gerade.

Legen Sie jetzt Ihre linke Hand auf den Nabel und Ihre rechte Hand auf die Mitte der Brust (Abb. 2). Wir spüren die Atembewegung im Unterleib. Während wir einatmen, spüren wir dass die Bauchdecke sich etwas nach vorn bewegt. Wenn wir ausatmen, bewegt sich die Bauchdecke einwärts in Richtung zur Wirbelsäule. Nochmal: einatmen, spüren wie die Bauchdecke sich leicht nach vorne wölbt. Ausatmen, die Bauchdecke bewegt sich zurück. Benutzen Sie die volle Atemkapazität Ihrer Lungen. Gewöhnen Sie sich an, das auch tagsüber zu tun. Wenn Sie dieses Gefühl auch tagsüber beobachten, hilft das Ihrem Körper, sich aufzurichten. Dadurch finden Ihre inneren Organe und das Zwerchfell genug Raum, um natürlich zu arbeiten. Wann auch immer Sie spazieren gehen, bleiben Sie einen Moment stehen und versuchen Sie, diese Anordnung und das Gleichgewicht zu erspüren, zu bewahren, wieder einzurichten, je nachdem, was erforderlich ist. Einatmen, Bewegung des Bauches nach vorne erspüren, ausatmen Bauchdecke bewegt sich zurück. Allmählich die Atemtechnik beenden. Lassen Sie jetzt die Hände zu den Seiten herunterfallen

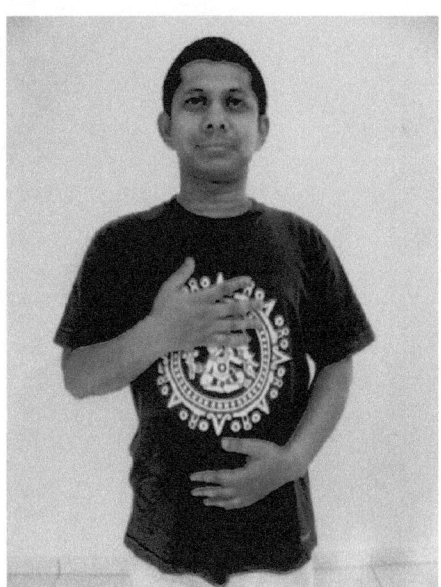

Abb. 2

Jetzt legen Sie die Hände unter Ihren Nabel. Mit der Einatmung heben Sie die Arme so hoch Sie können (Abb. 3). Wenn Sie ausatmen, beugen Sie die Knie und bringen Sie die Handinnenflächen auf Ihre Knie (Abb. 4). Atmen Sie wieder ein, machen Sie die Beine gerade und heben Sie die Hände hoch. Bei der nächsten Ausatmung beugen Sie wieder die Knie und legen die Handfläche auf die Knie. Zuerst ist das Atmen und dann die Bewegung. Das geschieht ohne jede Anstrengung, ohne jeglichen Druck auf Muskeln oder Gelenke. Führen Sie diese Bewegung langsam aus. Tun Sie es nachdenklich, einfühlsam. Erspüren Sie das Zusammenspiel der Muskeln und Sehnen. Spüren Sie, wie Ihr Körper das von sich aus koordiniert. Gewähren Sie Ihrem Körper Zeit dafür.

Bringen Sie diese Bewegung langsam zu Ende. Kommen Sie heraus und warten Sie einen Moment.

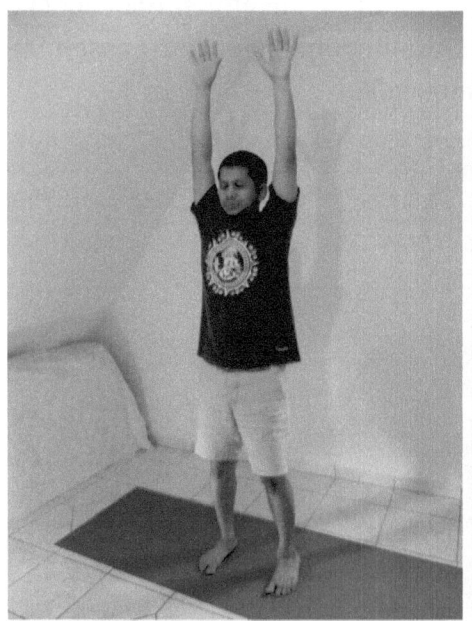
Abb. 3

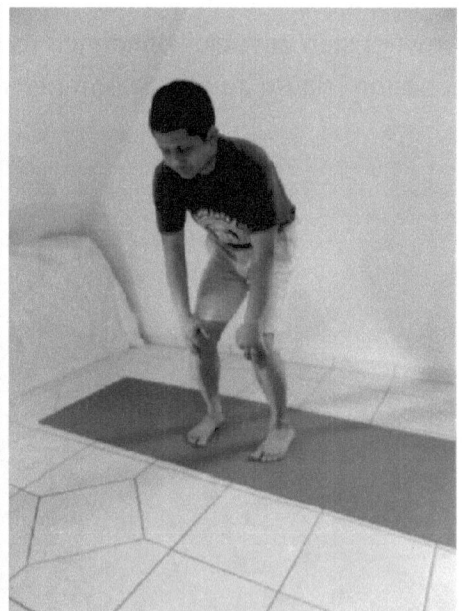
Abb. 4

Nun eine neue Aufgabe. Sie stehen aufrecht. Zeigefinger und Daumen der rechten Hand ergreifen das linke Ohr. Zeigefinger und Daumen der linken Hand ergreifen das rechte Ohr (Abb. 5). Atmen Sie ein, und gehen Sie langsam in die Knie, so tief Sie können (Abb. 6). Wenn Sie dann ausatmen, stehen Sie wieder auf. Dann abwechselnd einatmen, hinsetzen, Atemluft ausströmen lassen, dabei aufstehen. Das machen Sie weiter ohne Anstrengung und ohne übermäßige Beanspruchung des Körpers. Dann lösen Sie die Haltung allmählich auf, richten Sie sich auf, lassen die Hände seitlich am Körper herunterhängen und erlauben Sie Ihrem Körper, sich stehend zu entspannen.

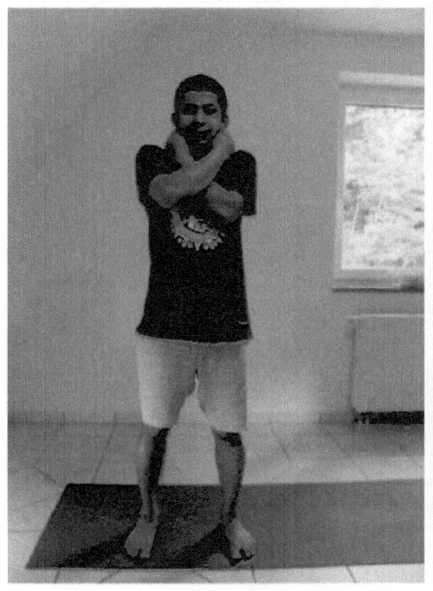
Abb. 5

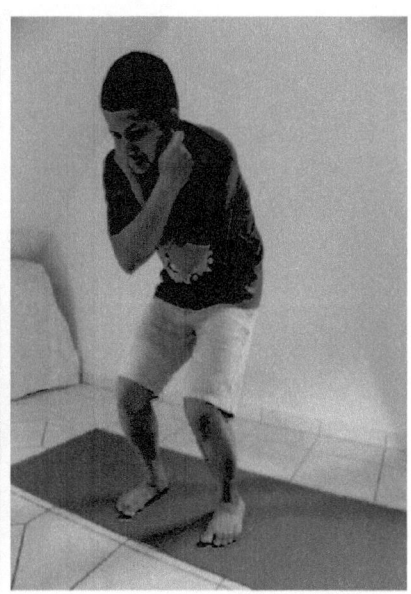
Abb. 6

Sie stehen aufrecht, halten eine Hand über der anderen in der Mitte Ihres Kopfes und drücken Sie ein wenig, sodass Sie den Druck zu Ihrem Hals fühlen können (Abb. 7). Sie atmen durch die Nase ein und aus. Versuchen Sie, Einatmung und Ausatmung in Ihrer Kehle zu spüren. Mit der nächsten Einatmung spüren Sie Ihre Wirbelsäule. Sie atmen durch die Nase. Nun erspüren Sie mit jedem Atemzug

Ihre Wirbelsäule und Ihren Hals. Bei der Ausatmung entspannen Sie Ihre Wirbelsäule, Hals und Nasenflügel. Mit der Einatmung fühlen Sie Kehle und Wirbelsäule, mit der Ausatmung entspannen Sie Wirbelsäule, Hals und Nasenflügel. Versuchen Sie, den Atemfluss zu beobachten, wie er kommt und geht. Spüren Sie die Atemluft in Ihren Nasenhöhlen. Spüren Sie Ihren Atem sogar im Hals und in der Wirbelsäule. Dann kommen Sie langsam zurück, lassen die Hände herunterfallen und halten die Arme neben dem Körper.

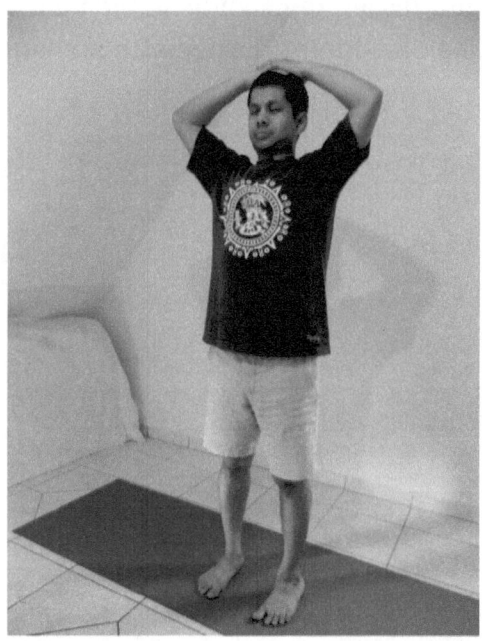

Abb. 7

In dieser Position einatmen. Mit der Ausatmung den Oberkörper nach links drehen (Abb. 9). Einatmend wieder zur Mitte kommen, dann ausatmend zur anderen Seite drehen (Abb. 8). Nochmal. Einatmend zur Mitte kommen und während Sie ausatmen zur Seite drehen. So ähnlich wie das eine Waschmaschine tut. Sie atmen aus während Sie sich zur Seite drehen.

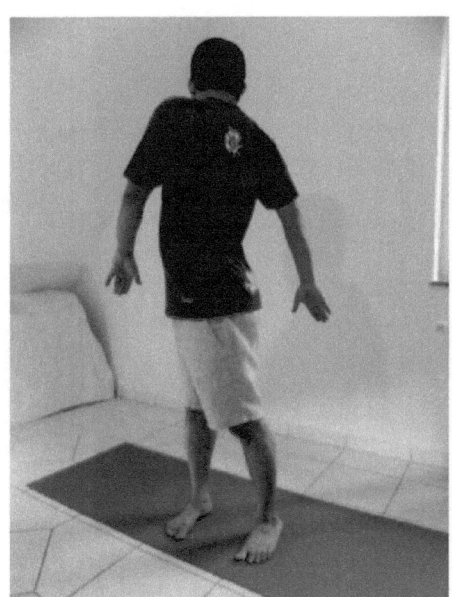 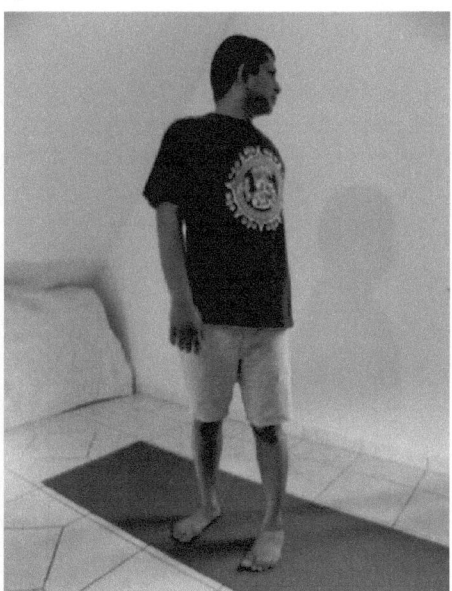

Abb. 8   Abb. 9

Nun wollen wir unsere Hände koordinieren. Wenn Sie ausatmen drehen Sie sich nach links. Dabei halten Sie Ihre rechte Hand auf der linken Schulter und die linke Hand an der rechten Hüfte (Abb. 10). Wieder einatmen, kommen Sie zur Mitte. Lassen Sie die Arme an den Seiten des Körpers hängen. Wenn Sie ausatmen, halten Sie die linke Hand an der rechten Schulter und die rechte Hand auf der linken Hüfte (Abb. 11). Einatmen. Kommen Sie zur Mitte. Ausatmend drehen und die Hände koordinieren: Sie halten die entgegengesetzte Hand an die Schulter gegenüber und die andere Hand an die Hüfte von gegenüber. Dann langsam aus dieser Haltung herauskommen und lassen Sie die Hände an den Seiten des Körpers herunterfallen.

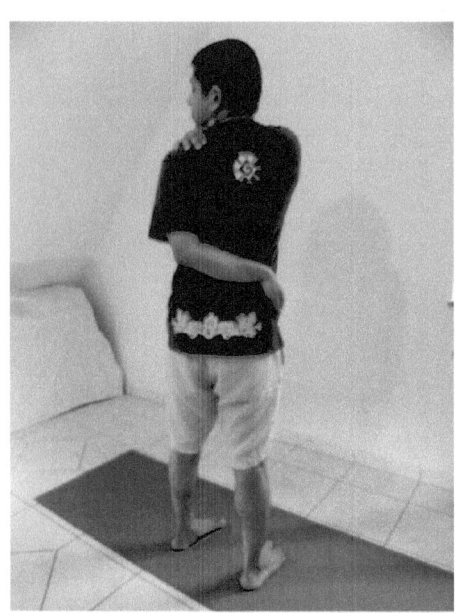 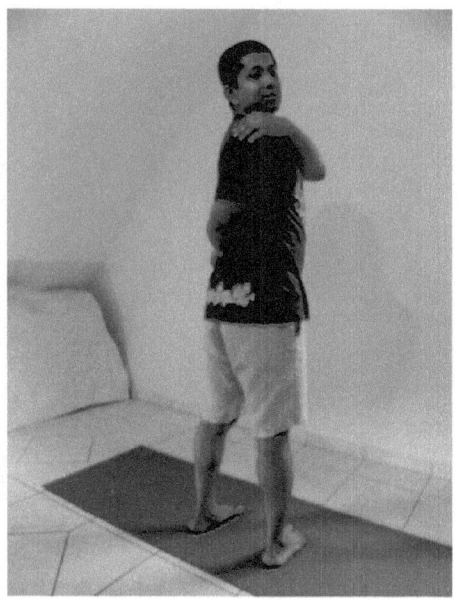

Abb. 10   Abb. 11

Nun beugen Sie die Ellenbogen und halten die Ellenbogen nach hinten. Drehen Sie die Handflächen nach oben zum Himmel und wenn Sie einatmen, machen Sie eine Faust. Wenn Sie einatmen wölbt sich Ihre Bauchdecke etwas nach vorne und die Ellenbogen gehen weiter nach rückwärts. Das öffnet die Vorderseite der Brust von der Mitte aus (Abb. 12). Wenn Sie ausatmen, drehen Sie die Hände, nun zeigen Ihre Fingerspitzen zum Himmel. Öffnen Sie die Hände, und wenn Sie jetzt ausatmen und die Handflächen nach vorne bewegen auf Höhe der Schultern, strecken Sie die Finger (Abb. 13). Dabei ziehen Sie die Bauchdecke ein, das bringt den Bauch zurück Richtung Wirbelsäule. Dann atmen Sie durch die Nase aus. Und wieder: Einatmen, die Ellenbogen nach hinten führen, der Bauch wölbt sich nach vorne, und wenn Sie ausatmen, strecken Sie die Hände nach vorne aus, und der Bauch zieht sich ein in Richtung Wirbelsäule und dann wieder durch die Nase ausatmen. Und wieder einatmen, die Ellenbogen zurücknehmen, der Bauch wölbt sich nach vorne, und wenn Sie ausatmen strecken Sie die Handflächen nach vorne und die Bauchdecke zieht sich zurück in Richtung Wirbelsäule. Einatmen ... Atem ausströmen lassen ... Einatmen... Atem ausströmen lassen ... Einatmen ... ausströmen lassen ... Einatmen ... ausströmen lassen. Spüren Sie die Koordination, wie Ihre Hände mit dem Bauch zusammenarbeiten.

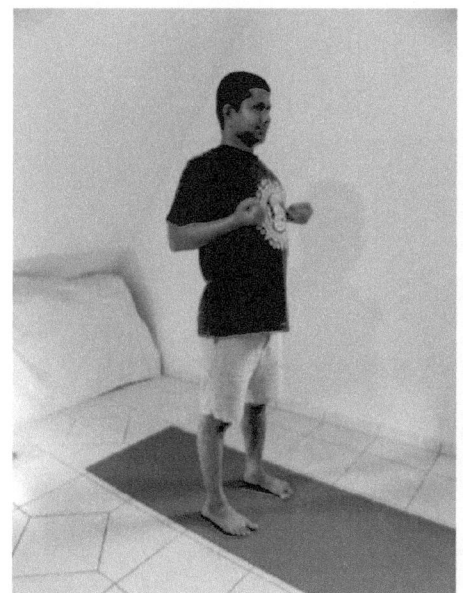
Abb. 12

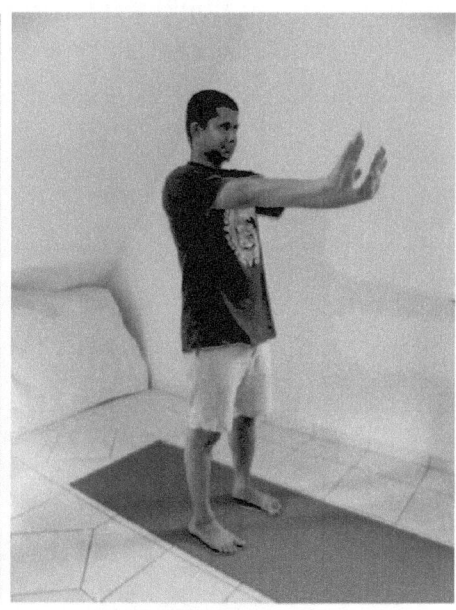
Abb. 13

Und nun kommen Sie langsam zurück

Öffnen Sie Ihre Augen und blicken Sie einen Punkt auf dem Boden an. Breiten Sie die Hände zur Seite aus. Fühlen Sie den linken großen Zeh, wie er die Matte berührt. Drehen Sie das linke Knie zur Seite. Nehmen Sie die linke Fußsohle hoch und halten sie an den rechten Fußknöchel (Abb.14). Heben sie die linke Fußsohle dann langsam bis zum rechten Knie. Mithilfe der ausgestreckten Hände versuchen Sie, das Gleichgewicht zu halten. Gleichgewicht auf einem Bein. Blicken Sie konzentriert auf den Punkt am Boden. Dann lassen Sie langsam die Arme fallen, allmählich rutscht das linke Bein wieder herunter. Dann strecken Sie die Hände wieder aus und blicken wieder konzentriert auf den Punkt am Boden. Sie fühlen den rechten großen Zeh auf der Matte, nehmen dann das rechte Knie zur Seite. Dann halten Sie die Sohle des rechten Fußes an den linken Fußknöchel und heben langsam die rechte Fußsohle hoch neben das linke Knie. Halten Sie das Gleichgewicht mithilfe der ausgestreckten Hände. Blicken Sie konzentriert den Punkt am Boden an. Das hilft Ihnen, das Gleichgewicht zu erreichen und zu behalten. Langsam zurückkommen. Lassen Sie die Hände fallen und das Bein sinken.

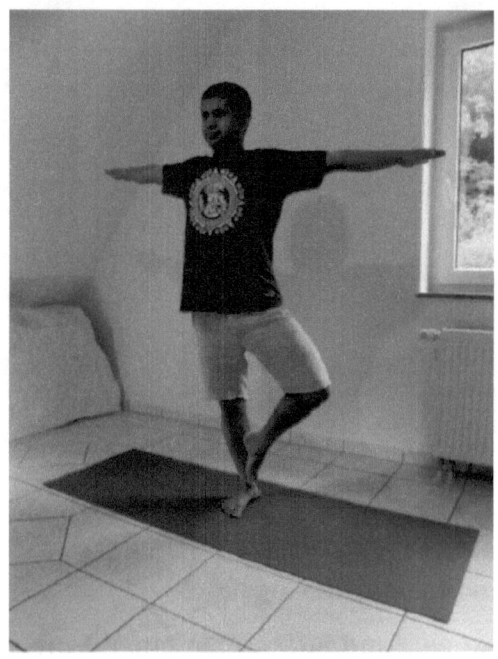

Abb. 14

Verbesserung des Gehens

Langsam gehen Sie auf der Matte nach vorne. Fühlen Sie mit den Fußsohlen die Oberfläche Ihrer Yogamatte. Schließen Sie die Augen, beugen Sie die Knie und gehen Sie rückwärts (Abb. 15). Fühlen Sie bei jedem Schritt Ihre Yogamatte. Am Ende der Matte bleiben Sie stehen, die Wirbelsäule spürend beugen Sie sich nach vorne, halten Ihre Hände auf die Matte. Gehen Sie wie ein Vierbeiner mit Händen und Füßen auf der Matte bis nach vorne (Abb. 16). Dann richten Sie sich auf, stehen wieder gerade. Schließen Sie die Augen und gehen Sie wieder zurück zum Ende der Matte. Dann wieder nach vorne beugen, und mit Händen und Füßen auf allen Vieren zum Anfang der Matte gehen. Sich aufrichten, gerade stehen. Dann noch mal: Beugen Sie die Knie, schließen Sie die Augen und gehen rückwärts bis zum Ende der Matte. Dann beugen Sie sich wieder nach vorne, legen Ihre Hände auf die Matte und gehen mit Händen und Füßen bis zum Anfang der Matte.

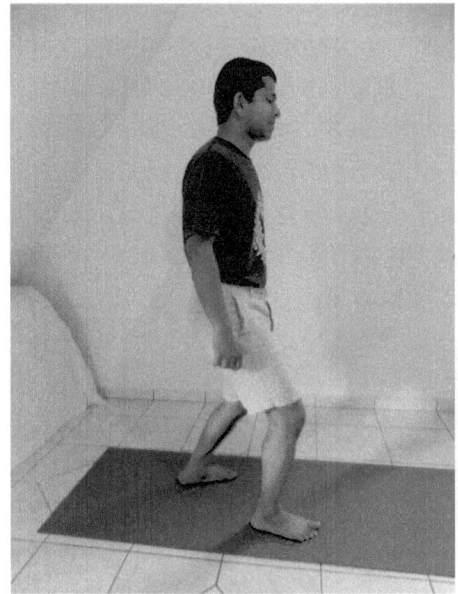
Abb. 15

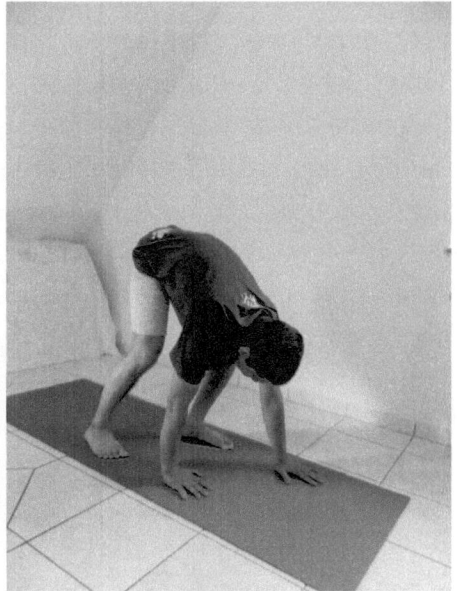
Abb. 16

Entspannen der Muskeln und des Körpers

Sie legen sich langsam auf Ihre Matte, die Beine seitwärts ausgebreitet, die Arme seitwärts ausgebreitet, Handinnenflächen nach oben (Abb. 17) – das ist die Toter-Mann-Stellung. Schließen Sie die Augen. Mit jeder Ausatmung versuchen Sie, den ganzen Körper immer mehr zu entspannen. Bleiben Sie so entspannt liegen. Heben Sie das rechte Bein hoch, etwa fünf Zentimeter vom Boden. Dehnen, dehnen, und dann legen Sie das Bein wieder hin. Heben Sie das andere Bein auch fünf Zentimeter vom Boden hoch, dehnen, dehnen und das Bein wieder hinlegen. Nun heben Sie die rechte Hand fünf Zentimeter vom Boden hoch, öffnen Sie die Hand, strecken Sie die Finger aus, dann den Arm hinlegen. Heben Sie die linke Hand fünf Zentimeter, öffnen Sie die Hand, strecken die Finger aus, dann legen Sie den Arm wieder hin. Mit Unterstützung der Fersen und der Rückseite der Schultern heben Sie die Hüften und legen den Körper wieder hin. Mit Unterstützung vom Rücken aus und der Rückseite Ihres Kopfes und der Hüften heben Sie Ihren Brustkorb hoch und legen den Oberkörper wieder hin. Heben Sie beide Hände und beide Beine, dehnen, dehnen, und wieder entspannt liegen. Strecken Sie die Zunge aus und dehnen die Zunge noch mehr nach außen. Öffnen Sie die Augen. Dann reißen Sie die Augen weit auf. Blicken Sie nach oben, nach unten, nach rechts, nach links. Machen Sie ein hässliches Gesicht. Spannen Sie die Gesichtsmuskeln an. Ballen Sie Ihre Hände zu Fäusten. Strecken Sie die Zehen aus. Ziehen Sie die Kniescheibe hoch. Dann spannen Sie den ganzen Körper an, alle Muskeln. Anspannen, anspannen, anspannen. Und dann auflösen. Lassen Sie ihren Körper los, lassen Sie ihn auf die Matte „fallen". Und nun – mit jeder Ausatmung – versuchen Sie Ihren Körper zu entspannen. Entspannen Sie Ihre Hände und Ihre Beine. Nun verwirklichen wir eine entspannende Meditation, indem wir zu unseren Körperteilen sprechen. Versuchen Sie Ihre Augen zu entspannen. Entspannen Sie Ihre Lippen, entspannen Sie Ihre Gesichtsmuskeln, entspannen Sie Ihren Kopf, entspannen Sie Ihren Nacken. Entspannen Sie die

Schultern, entspannen Sie die Arme und die Hand: den Daumen, den Zeigefinger, den Mittelfinger, den Ringfinger und den kleinen Finger. Entspannen Sie den unteren Rücken (Lendengegend), den mittleren Rücken (Taille), den oberen Rücken (Schulterblätter). Entspannen Sie die Wirbelsäule, dann den ganzen Rücken. Entspannen Sie den Brustkorb, die Bauchdecke, den Unterleib. Entspannen Sie Ihre Hüften, Ihr Gesäß, Ihre Oberschenkel, entspannen Sie die Knie, das Schienbein und die Wadenmuskulatur. Entspannen Sie die Fußgelenke, entspannen Sie die Füße und die Zehen, entspannen Sie Ihren ganzen Körper vom Kopf bis zu den Zehen. Wiederholen Sie in Gedanken: Ich entspanne meinen Körper, mein Körper ist entspannt. Ich entspanne mein Denken, mein Denken ist entspannt. Ich entspanne meine Seele, meine Seele ist entspannt.

Kommen Sie allmählich zurück. Öffnen Sie wieder die Augen. Bewegen Sie Ihre Finger, bewegen Sie Ihre Zehen.

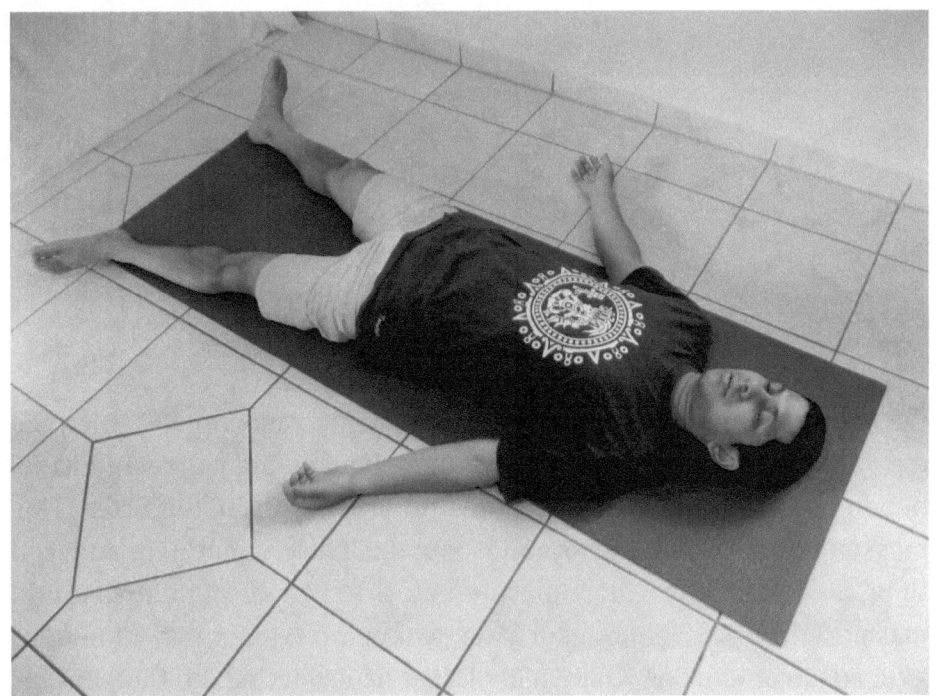

Abb. 17

Das Massieren Ihrer Verdauungsorgane

Legen Sie sich auf den Rücken. Beugen Sie die Knie und fühlen Sie Ihre Fußsohlen auf der Yogamatte. Halten Sie Ihre rechte Hand auf dem Nabel und Ihre linke Hand auf der Mitte der Brust. Einatmen. Die Bauchdecke wölbt sich etwas nach vorn (Abb. 18), lassen Sie die Atemluft ausströmen, die Bauchdecke zieht sich einwärts in Richtung Wirbelsäule (Abb. 19). Einatmen, Bauchdecke wölbt sich nach vorn, Atemluft ausströmen lassen, Bauchdecke zieht sich ein zur Wirbelsäule hin. Nun, wenn Sie einatmen, ziehen Sie den After hoch in Richtung Nabel, dann ausströmen und entspannen. Einatmen, die Aftermuskeln anspannen, dann nach einwärts ziehen und ausströmend entspannen. Einatmen, hochziehen, ausströmen, entspannen. Langsam herauskommen, lassen Sie die Hände herunterfallen, machen Sie die Beine gerade.

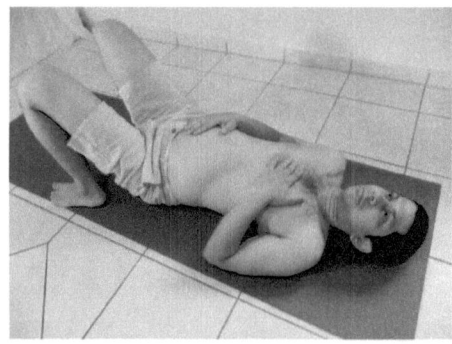 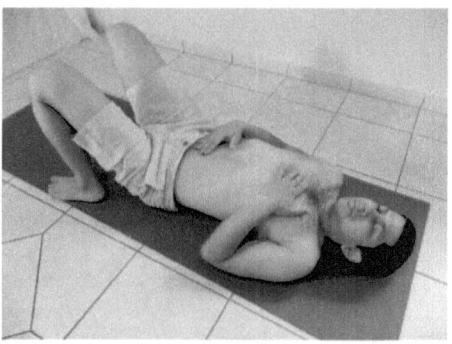

Abb. 18   Abb. 19

Sie liegen auf der Matte. Halten Sie die Beine zusammen, fühlen Sie die Fußsohlen auf der Matte. Ausatmen, beugen Sie das rechte Knie, heben es hoch, umarmen das Knie und drücken es an die Brust. Das massiert Ihre Verdauungsorgane. Nun das Gleiche mit dem anderen Bein. Sie heben das Knie, umarmen es, drücken es an die Brust und massieren Ihre Verdauungsorgane. Nochmal: Wieder das Knie beugen, ausströmen, das Knie an die Brust drücken und die Bauchorgane massieren und dann mit dem anderen Bein.

Nun mit beiden Beinen. Ausatmen, beide Knie an die Brust drücken, etwas mit der Bauchdecke anstoßen, damit die Verdauungsorgane massiert werden (Abb. 20). Einatmend nehmen Sie die Knie weg von der Brust, bis die Arme ausgestreckt sind (Abb. 21). Ausatmen, beugen Sie beide Knie, heben sie hoch und drücken sie auf die Brust. Stoßen Sie etwas mit der Bauchdecke, um die Verdauungsorgane zu massieren. Einatmend Spannung lösen und Knie mit ausgestreckten Armen halten. Setzen Sie das noch weiter fort. Kommen Sie nun langsam aus der Haltung heraus.

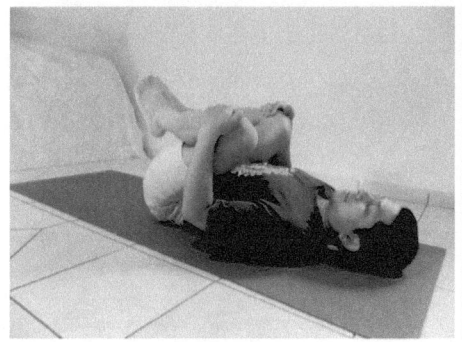 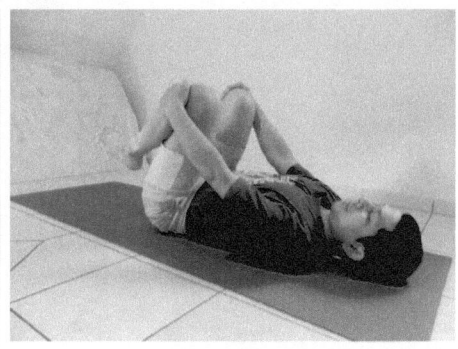

Abb. 20   Abb. 21

Beugen Sie die Beine und spüren Sie die Fußsohlen auf der Matte. Halten Sie die Innenseiten der Oberschenkel zusammen. Halten Sie die Beine nebeneinander. Strecken Sie die Hände zur Seite aus auf Höhe der Schultern. Fühlen Sie beide Schulterblätter auf der Matte. Atmen Sie ein, fühlen Sie, als ob die Atemluft in der Mitte der Brust (im Zentrum) einströmen würde. Während des Ausströmens drehen Sie die Knie nach links und den Kopf nach rechts. Einatmen, zur Mitte zurückkommen. Ausatmend drehen Sie die Knie zur rechten Seite und den Kopf zur linken Seite (Abb. 22). Einatmend zur Mitte zurückkommen. Beim Ausatmen drehen Sie die Knie nach links und den Kopf nach rechts, einatmend kommen Sie zurück zur Mitte. Ausatmend drehen Sie die Knie nach rechts und den Kopf nach links. Einatmend zur Mitte zurückkommen, die Beine entspannen und fallen lassen. Liegen, nachatmen.

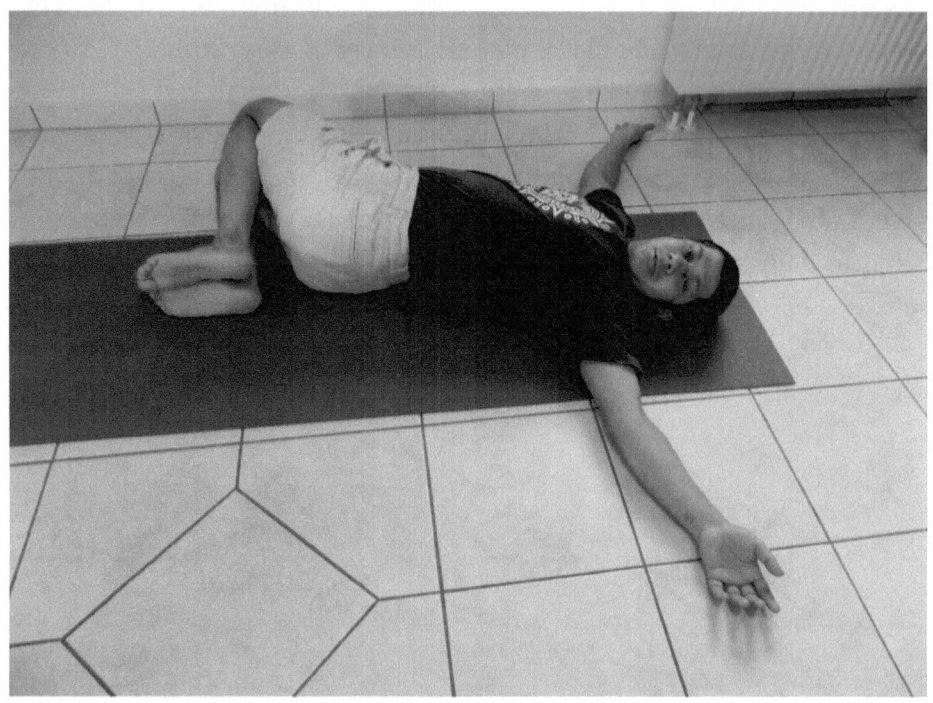

Abb. 22

Nun bringen Sie wieder beide Knie auf die Brust. Ergreifen Sie beide Knie mit den Händen. Lassen Sie die Knie zusammen mit den Händen rotieren (Abb. 23 und Abb. 24). Spüren Sie, wie Ihre Lendengegend die rotierende Bewegung mitmacht. Zurück zur Mitte, dann führen Sie die rotierende Bewegung in der entgegengesetzten Richtung aus. Spüren Sie, wie auch in der Lendengegend eine kreisende Bewegung entsteht. Wiederholen, zurückkommen, Beine fallen lassen. Liegen, nachatmen.

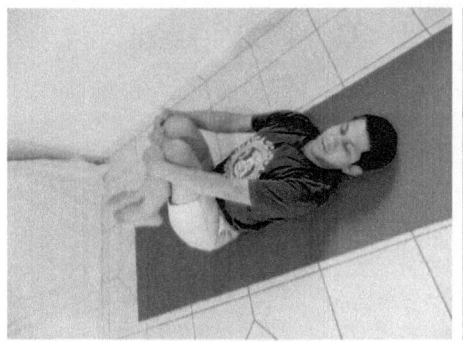 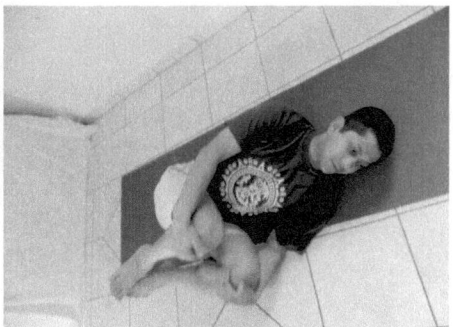

Abb. 23   Abb. 24

Verbesserung der Drehbewegungen und Körperreflexe

Legen Sie sich auf den Rücken. Beobachten Sie den Atem und kommen Sie in Ihre Mitte. Nehmen Sie wieder beide Knie auf die Brust. Die Hände sind auf den Knien. Heben Sie den Kopf leicht an (Abb. 25). Ins Zentrum einatmen, mit dem Ausatmen den ganzen Körper zur linken Seite drehen. Wieder einatmen, zur Mitte drehen und mit der Ausatmung den ganzen Körper nach rechts drehen (Abb. 26), mit dem Einatmen wieder zur Mitte.

Haben Sie Ihre Aufmerksamkeit im Zentrum. Die Knie sind auf der Brust, die Hände auf den Knien. Fühlen Sie den Atemstrom Ihrer Mitte. Während des Ausatmens drehen Sie den ganzen Körper zur linken Seite. Dann wieder einatmen, zur Mitte zurückkommen. Mit der nächsten Ausatmung drehen Sie den ganzen Körper zur rechten Seite.

Diese Bewegung wird Ihnen helfen, sich im Bett auf bessere Weise drehen zu können.

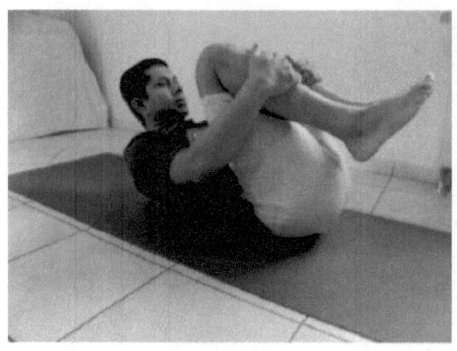 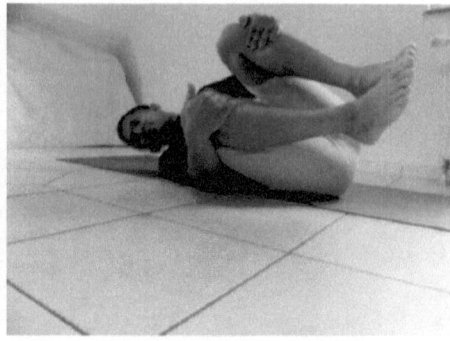

Abb. 25 Abb. 26

Sie liegen auf dem Rücken auf der Yogamatte. Haben Sie die Aufmerksamkeit wieder im Zentrum. Nun schaukeln Sie mit Hals und Rücken wie ein Schaukelstuhl (Abb. 27 und Abb. 28).

Dann kommen Sie langsam zurück und entspannen in der Toter-Mann-Stellung (Abb. 17), legen die Beine etwas zur Seite, Hände neben dem Körper, Handflächen nach oben. Mit jedem Ausatmen entspannen Sie Ihren ganzen Körper immer noch mehr. Spüren Sie. Fühlen Sie sich leicht und locker. Achten Sie darauf, wie sich Ihr Körper an die Yogamatte anschmiegt und entwickeln Sie das Gefühl, dass Sie immer leichter werden. Fühlen Sie, dass der Boden Sie trägt.

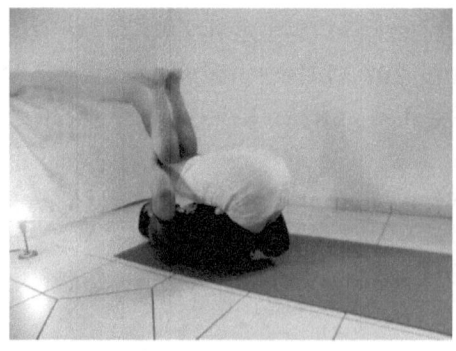 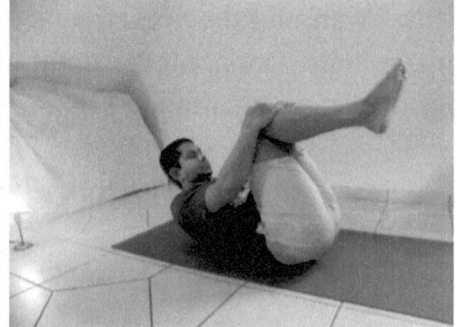

Abb. 27 Abb. 28

Beweglicher Rücken

Langsam kommen Sie heraus. Sie drehen Ihren Körper und liegen nun auf dem Bauch. Die Ellenbogen halten Sie auf die Yogamatte. Die Handflächen halten Ihr Kinn und tragen den Kopf. Die Beine liegen dicht nebeneinander. Während Sie ausatmen, beugen Sie das rechte Bein vom Knie aus (Abb. 29), beim Einatmen legen Sie das Bein wieder hin. Entspannen Sie das rechte Bein. Dann das Gleiche mit dem anderen Bein. Ausatmen, das linke Bein am Knie beugen (Abb.30), dann einatmen und den linken Unterschenkel wieder auf die Matte zurücklegen. Das linke Bein entspannen. Noch mal: Ausatmend das rechte Bein am Knie beugen, einatmend den rechten Unterschenkel auf die Matte zurücklegen und entspannen. Dasselbe mit dem anderen Bein. Ausatmen, das linke Knie beugen, einatmen, das linke Bein fallen lassen und entspannen. Setzen Sie diese Bewegung weiter fort. Dann kommen Sie allmählich heraus.

Sie liegen und atmen nach.

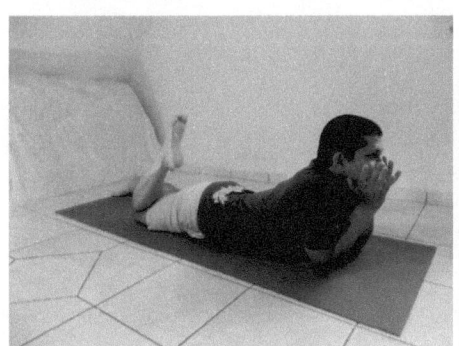 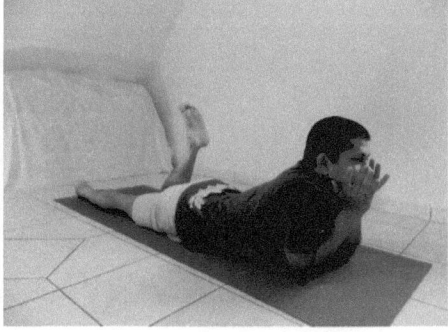

Abb. 29   Abb. 30

Nun legen Sie die Handflächen unter die Schultern. Die Ellenbogen sind dicht am Körper und weisen nach oben. Die Beine liegen dicht nebeneinander. Das Kinn ist auf der Yogamatte (Abb. 31). Nun heben Sie das Kinn und die Brust hoch – der Bauch bleibt am Boden (Abb. 32). Weiten Sie die Brust von der Mitte des Brustbeins aus. Blicken Sie nach oben (Abb. 33). Ausatmend legen Sie das Kinn auf die Matte (Abb. 34). Einatmen – Oberkörper heben (Kobra), nach oben blicken, beim Ausatmen den Kopf wieder auf die Matte legen. Einatmen, Oberkörper heben, Blick nach oben richten, ausatmen. Oberkörper wieder auf die Matte, langsam die Haltung auflösen, dann nachruhen.

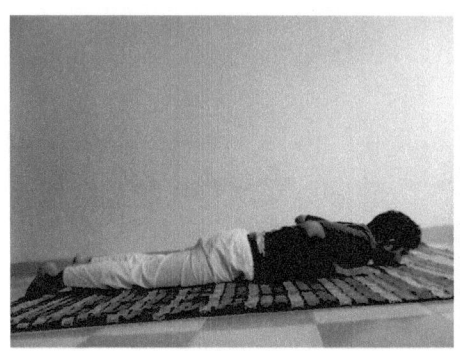
Abb. 31

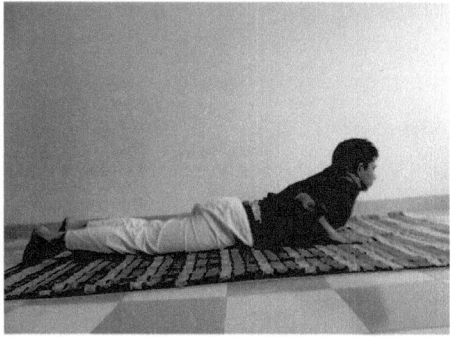
Abb. 32

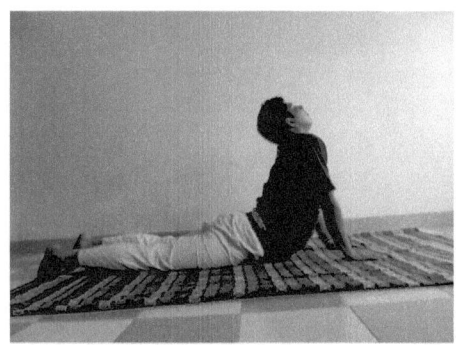
Abb. 33

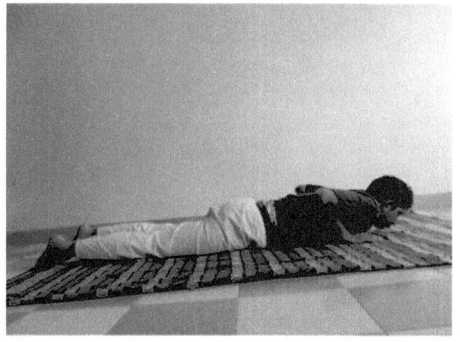
Abb. 34

Formen Sie jetzt mit den Händen ein Kissen, legen Sie eine Hand auf die andere. Legen Sie die Stirn auf die Hände. Entspannen Sie die Beine. Grätschen Sie die Beine ein wenig (Abb. 35). Wenn Sie einatmen, drücken Sie den Unterleib auf die Matte, dann ausatmen und die Muskulatur des Unterleibs locker lassen. Nochmal: einatmen, Unterleib auf die Matte drücken, ausatmen, dabei Unterleib locker lassen, entspannen. Nun langsam zurückkommen.

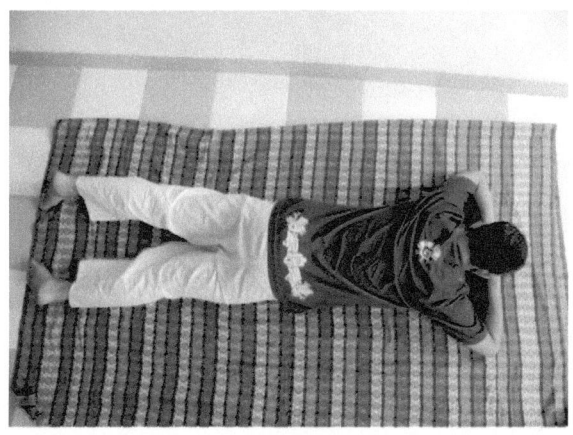

Abb. 35

Die Handflächen auf die Matte unter die Schultern legen (Abb. 36). Die großen Zehen berühren einander. Die Fersen fallen zur Seite. Bewegen Sie den Körper nach hinten, die Gesäßbacken berühren die Fersen (Abb. 37). Nehmen Sie nun die Hände neben die Fußknöchel. Die Stirn ist auf der Matte. Das ist die Haltung des Kindes (Abb. 38). Bleiben Sie eine Weile entspannt in dieser Haltung. Dann strecken Sie sich bequem auf der Yogamatte aus und ruhen.

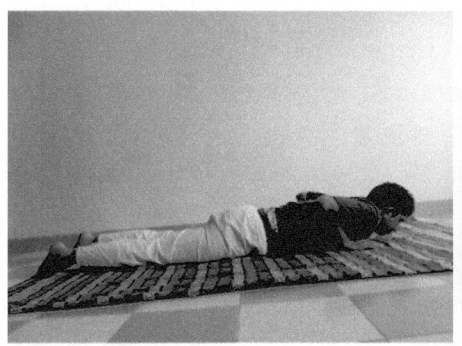

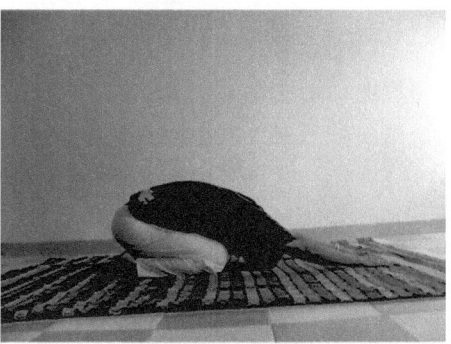

Abb. 36   Abb. 37

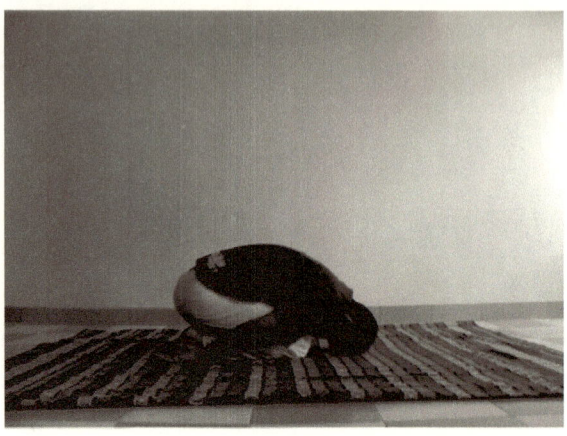

Abb. 38

Nun stehen Sie auf den Knien. Auf den Knien gehen Sie bis zur Mitte der Yogamatte. Stellen Sie Ihre Knie ein wenig zur Seite, halten Sie auch die Fersen etwas zur Seite, dann haben Sie gutes Gleichgewicht. Halten Sie die Hände auf den unteren Rücken, mit der Ausatmung dehnen Sie Kopf und Oberkörper zurück (Abb. 39). Von den Knien bis zur Taille bleiben Sie aufrecht und dehnen jetzt Hüften und Bauch nach vorne (Abb. 40). Mit der Ausatmung kommen Sie zurück in den Kniestand. Hände auf dem unteren Rücken. Beim Einatmen beugen Sie wieder Kopf und Oberkörper rückwärts, strecken Hüften und Bauch nach vorne, kommen in den Kniestand zurück. Dann mit der nächsten Einatmung wiederholen Sie die Rückbeuge und strecken Hüften und Bauch nach vorne. Ausatmen, in die aufrechte Haltung zurückkommen.

Einatmen, wieder zurückbeugen. Nun den Kopf nach vorn neigen und ausatmen, dann wieder normal aufrecht sein. Ein letztes Mal die Rückbeuge wiederholen und Hüften und Bauch nach vorn strecken. Zurückkommen. Auf dem Bauch liegen, nachruhen.

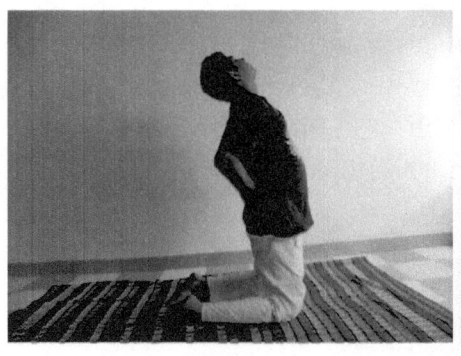
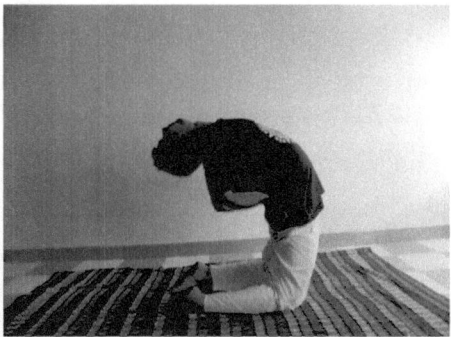

Abb. 39 Abb. 40

Aus dem Kniestand legen Sie die Hände weiter vorn auf die Matte dort wo die Schultern sind. Das ist die Vierfüßlerhaltung. Knie bleiben am Boden. Wenn Sie einatmen, senken Sie den Bauch in Richtung Matte und heben den Kopf hoch. Blicken Sie hoch, wie es eine Kuh tut (Abb. 41), und wenn Sie ausatmen, heben Sie die Mitte des Rückens in Richtung Himmel und lassen den Kopf in Richtung Matte hängen, wie es eine Katze tut, wenn sie einen Katzenbuckel macht (Abb. 42). Einatmen, Rücken durchhängen lassen und hochblicken wie eine Kuh, ausatmen, Katzenbuckel und Kopf hängen lassen wie eine Katze. Dehnen und fortsetzen. Fühlen Sie die Zusammenarbeit von Wirbelsäule und Kopf und kommen dann langsam zur Mitte.

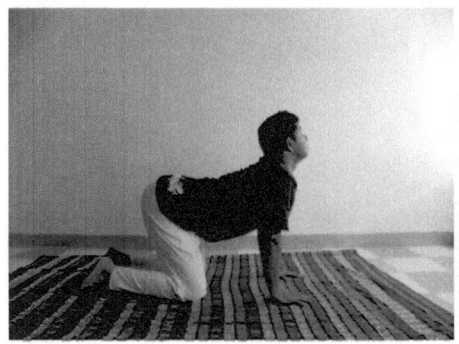
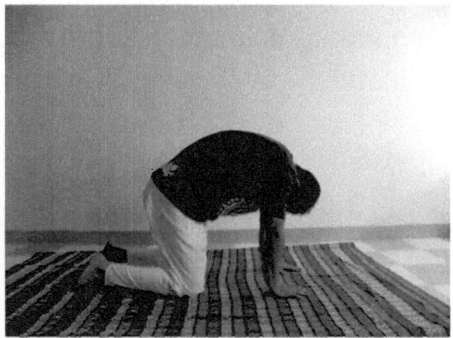

Abb. 41 Abb. 42

Immer noch Vierfüßlerhaltung. Sie atmen ein und strecken das rechte Bein nach hinten aus. Mit der Ausatmung bringen Sie das Knie zur Matte zurück. Nun das Gleiche mit dem linken Bein. Einatmen, das linke Bein nach hinten strecken (Abb. 43), und wenn Sie ausatmen das Knie zur Matte zurückbringen. Die Bewegung fortsetzen. Dann ausruhen.

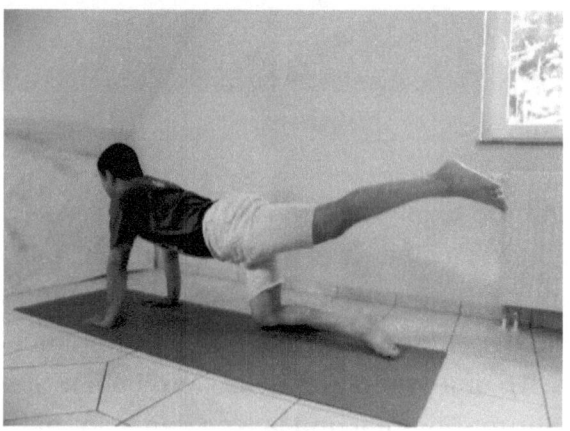

Abb. 43

Weiter aus Vierfüßlerhaltung: einatmen, die rechte Hand und das linke Bein heben, sich dehnen (Abb. 44). Mit der Ausatmung Hand und Knie zur Matte zurückbringen. Dann genau so mit der linken Hand und dem rechten Bein. Einatmen, Arm nach vorne und Bein nach hinten dehnen, ausatmend das Knie und die Hand wieder auf die Matte zurückbringen.

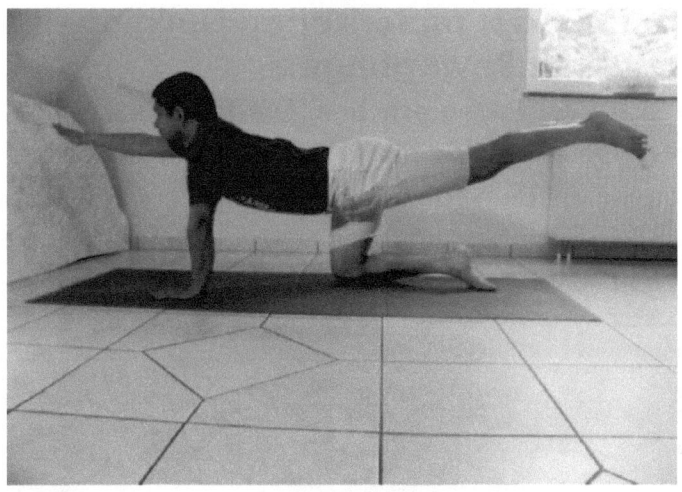

Abb. 44

Wieder in der Vierfüßlerhaltung knien. Einatmen. Sie heben das rechte Bein und strecken es nach hinten aus. Das Fußgelenk bewegen und mit den Zehen winken. Die rückwärtige Beinmuskulatur dehnen. Nun wenden Sie die Zehen einwärts und drehen die Ferse nach außen. Sie wenden den Kopf nach rechts und blicken die rechte Ferse an. Dann wenden Sie den Kopf wieder nach vorn und bringen ausatmend das rechte Knie an den Boden. Das Gleiche mit dem anderen Bein. Einatmen, das linke Bein heben und nach hinten ausstrecken. Das Fußgelenk bewegen und mit den Zehen winken. Nun drehen Sie die Zehen nach innen und die Ferse nach außen. Dann wenden Sie den Kopf und blicken die Ferse an. Sie wenden den Kopf wieder nach vorne, einatmend bringen Sie das linke Knie an den Boden. Dann langsam beenden.

Nun berühren die großen Zehen einander, die Fersen fallen zur Seite. Nun setzen Sie sich auf die Fersen. Strecken die Hände nach vorn aus, halten Ihre Stirn auf die Matte. So ruhen Sie eine Weile entspannt.

Verbesserung der motorischen Funktionen und der Reichweite der Bewegungen

Langsam sich zum Sitzen erheben. Die Beine nach vorn ausstrecken, setzen Sie die Hände hinter dem Rücken am Boden auf (Abb. 45). Halten Sie die Beine dicht nebeneinander. Wenn Sie ausatmen, ziehen Sie die Zehen zu sich heran (Abb. 47), und wenn Sie einatmen, rollen Sie die Zehen ein (Abb. 46). Das mehrmals fortsetzen.

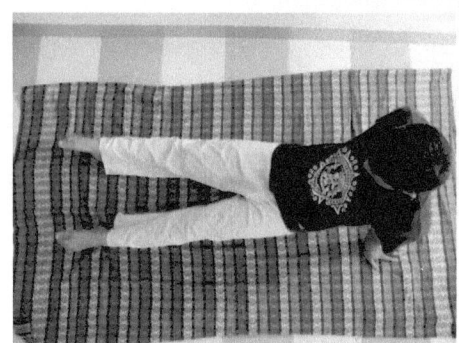
Abb. 45

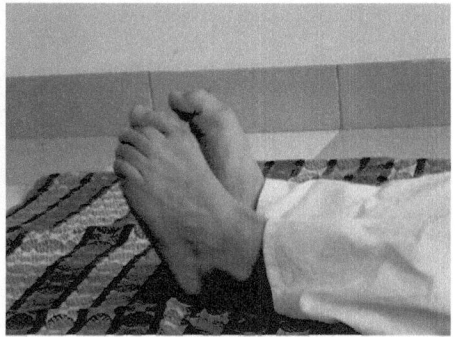
Abb. 46

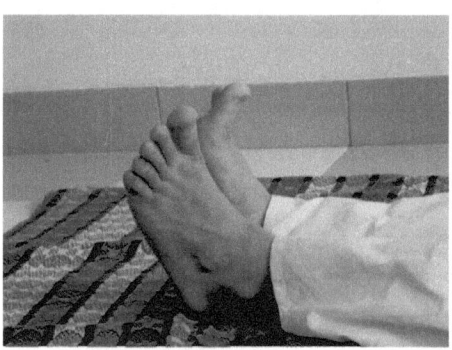
Abb. 47

Nun machen Sie das Gleiche mit den Fußknöcheln. Mit dem Ausatmen die Fußgelenke ausstrecken, Zehen beugen (Abb. 48), mit dem Einatmen die Füße heranziehen, die Zehen zeigen zum Körper (Abb. 49). Ausatmen, Füße ausstrecken, Zehen beugen, einatmen,

Füße heranziehen. Ausatmen, Füße ausstrecken, einatmen, Füße heranziehen, Zehen zeigen zum Körper.

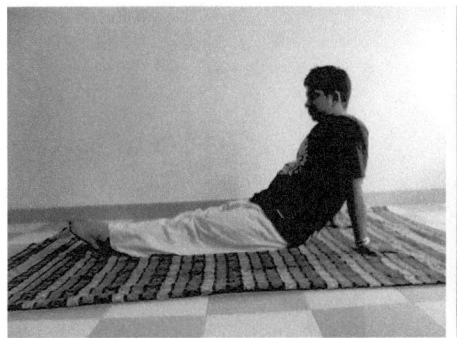
Abb. 48

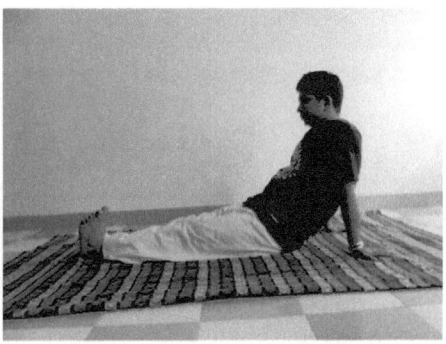
Abb. 49

Nun die Fußgelenke kreisen lassen (Abb. 50a, b, c), den Atem ruhig fließen lassen, normal und angenehm. Die Fußgelenke in der entgegengesetzten Richtung kreisen lassen, dann allmählich herauskommen.

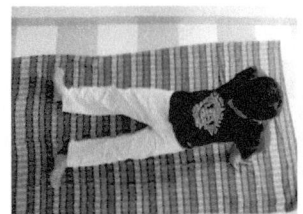 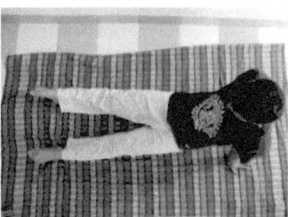 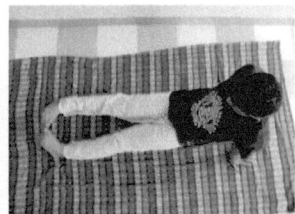
Abb. 50a, b, c

Langsam das linke Bein beugen, den Oberschenkel anfassen, indem Sie die Hände unter dem Oberschenkel zusammenfalten. Nun lassen Sie das Kniegelenk kreisen (Abb. 51a, b, c). Machen Sie einen großen Kreis mit dem linken Bein. Dann in der entgegengesetzten Richtung kreisen lassen, langsam herauskommen und das linke Bein entspannen. Das Gleiche mit dem rechten Bein. Den Oberschenkel anfassen, indem Sie die Hände darunter zusammenfalten. Das Knie kreisen lassen. Dann das Knie in der entgegengesetzten Richtung kreisen lassen, danach langsam zurückkommen und das rechte Bein entspannen.

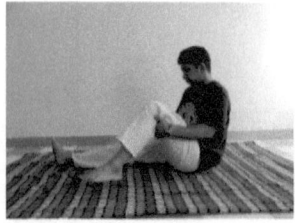 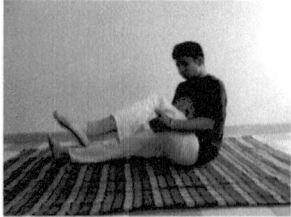 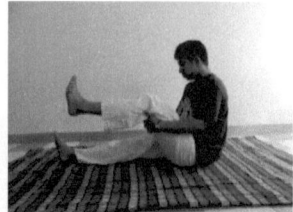

Abb. 51a, b, c

Nun wieder die Hände unter dem rechten Oberschenkel verschränken. Wir lassen das linke Hüftgelenk kreisen. Dann das linke Hüftgelenk in der entgegengesetzten Richtung kreisen lassen (Abb. 52a, b, c), langsam herauskommen, entspannen. Nun das Gleiche mit dem rechten Hüftgelenk. Die Hände unter dem rechten Oberschenkel verschränken, das Hüftgelenk kreisen lassen, dann tun Sie das in der entgegengesetzten Richtung und kommen langsam zurück. Das Bein entspannen.

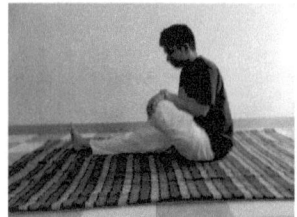 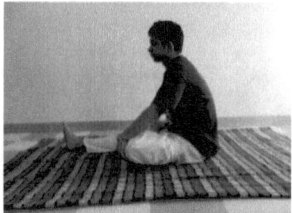 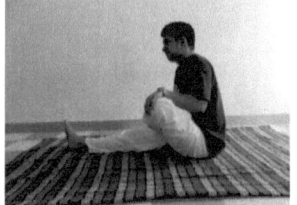

Abb. 52a, b, c

Sie legen die Fußsohlen aneinander, dann bewegen Sie die Knie wie ein Schmetterling seine Flügel auf und ab (Abb. 53a, b, c). Sie lösen die Sitzhaltung auf, kommen heraus und entspannen die Beine.

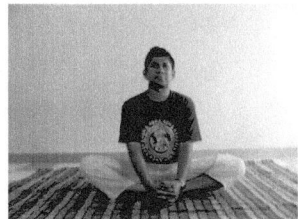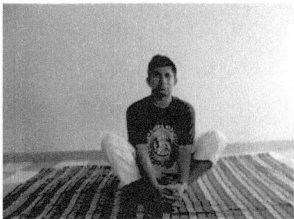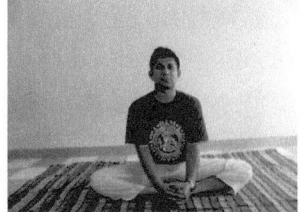

Abb. 53a, b, c

Nun nehmen Sie eine bequeme Haltung ein. Sie können ein Kissen benutzen oder sich auf einen Stuhl setzen. Sitzen Sie bequem. Sie breiten die Hände aus, einatmen, die Hände zur Seite strecken, Handflächen nach oben (Abb. 54) und ausatmen, entspannen Sie Hände und Schultern. Einatmen, weiten Sie Ihren Brustkorb. Ausatmend entspannen.

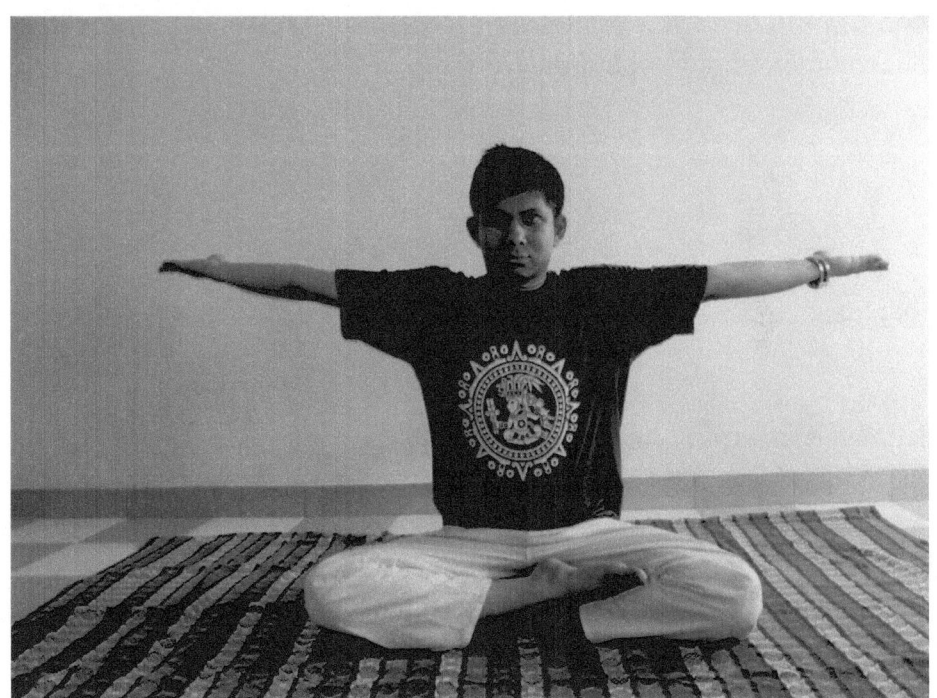

Abb. 54

Nun halten Sie die Finger auf den Schultern und lassen das Schultergelenk kreisen (Abb. 55a, b, c). Dann führen Sie die Kreise in der entgegengesetzten Richtung aus. Langsam zurückkommen und entspannen.

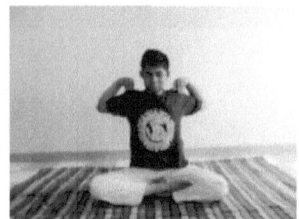 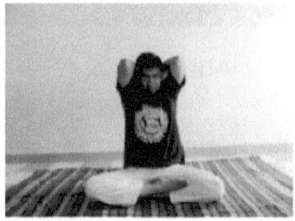 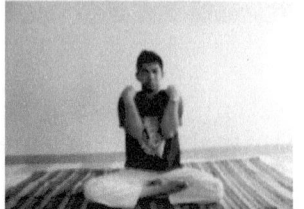

Abb. 55a, b, c

Nun lassen Sie sehr langsam und vorsichtig Ihren Kopf kreisen (Abb. 56a, b, c), dann Kopf und Hals entspannen, anschließend lassen Sie den Kopf in der entgegengesetzten Richtung kreisen. Langsam herauskommen und entspannen.

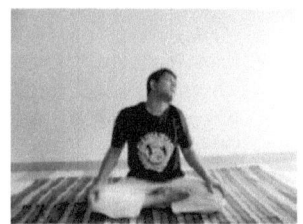 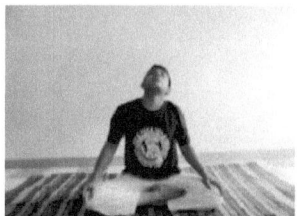 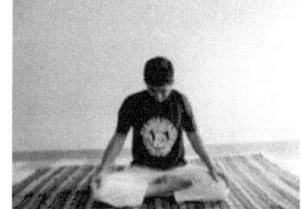

Abb. 56a, b, c

Nun ist der Kopf in der Mitte. Der Kopf bleibt so. Nun lassen Sie die Augen kreisen (Abb. 57a, b), danach kreisen die Augen in der entgegengesetzten Richtung. Langsam schließen Sie die Augen, reiben die Handflächen aneinander, dadurch werden sie sehr warm. Mit den warmen Handflächen bedecken Sie die Augen und lassen Sie die Wärme einwirken. Dann reiben Sie die Handflächen auf dem Gesicht, auf dem Nacken, in der Halskehle, auf der Brust, auf dem Bauch, auf den Oberschenkeln, und dann öffnen Sie langsam die Augen.

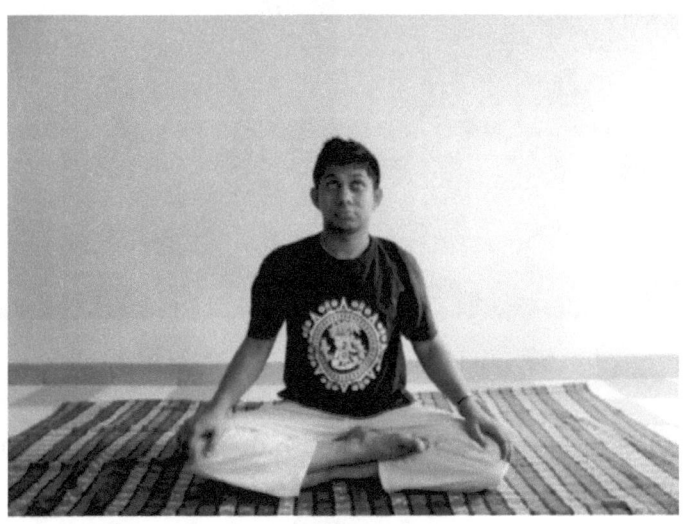

Abb. 57a

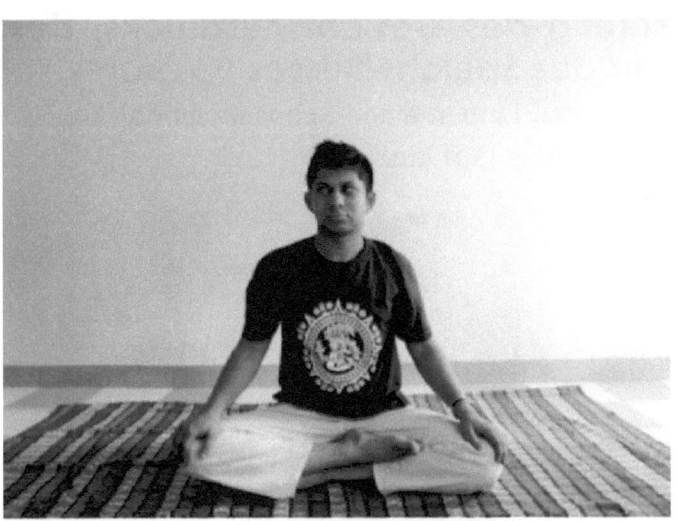

Abb. 57b

Nun falten Sie die Hände. Wenn Sie ausatmen, pressen Sie die Hände zusammen (Abb. 58), und wenn Sie einatmen, bringen Sie die Fingerspitzen zusammen (Abb. 59). Das weiter fortsetzen. Dann langsam herauskommen.

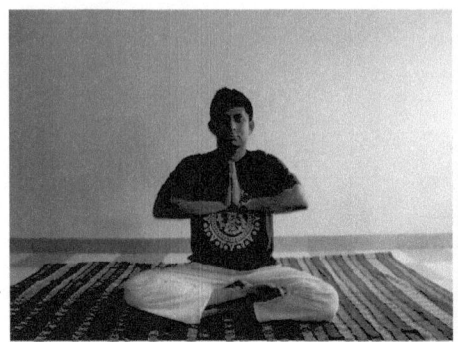 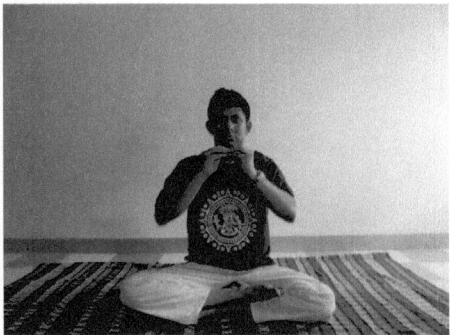

Abb. 58   Abb. 59

Nun halten Sie die Rückseite der Hände zusammen. Dann lassen Sie Ihr Handgelenk kreisen. Anschließend in der entgegengesetzten Richtung. Nun langsam beenden, die Hände entspannen.

Verbesserung des Gesichtsausdrucks, des Schluckens und des Speichelflusses (Gesichts-Yoga)

Formen Sie mit den Lippen einen Schweinemund (Abb. 60). Tun Sie so, als wollten Sie die Luft küssen.

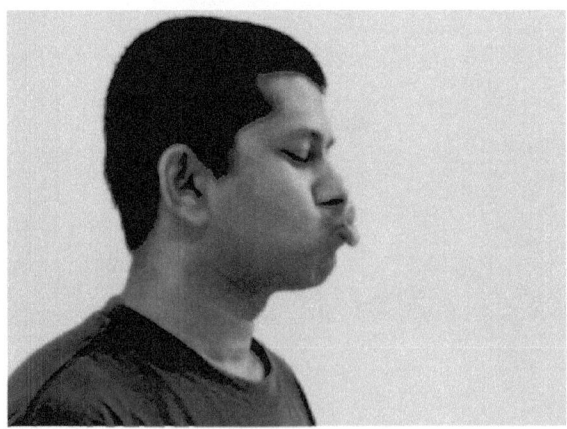

Abb. 60

Dann machen Sie ein Gesicht wie ein Affe (Abb. 61).

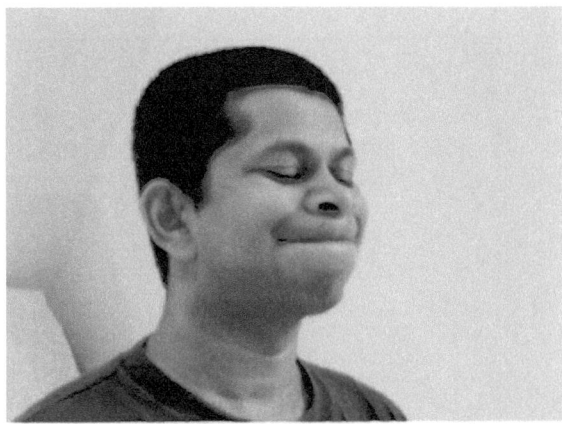

Abb. 61

Dann machen Sie das Gesicht eines Schimpansen nach, drehen Sie die Unterlippe nach unten (Abb. 62).

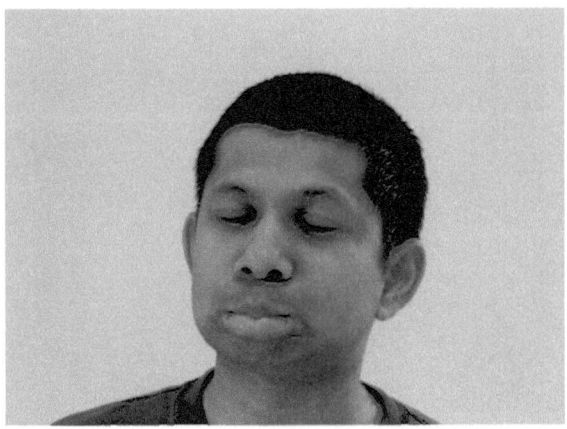

Abb. 62

Jetzt formen Sie ein Hasengesicht, zeigen die obere Zahnreihe, essen Sie eine imaginäre Karotte (Abb. 63).

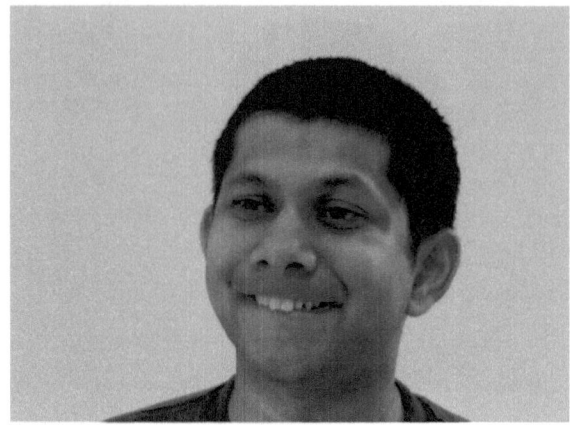

Abb. 63

Strecken Sie die Zunge heraus, hecheln Sie wie ein Hund (Abb. 64).

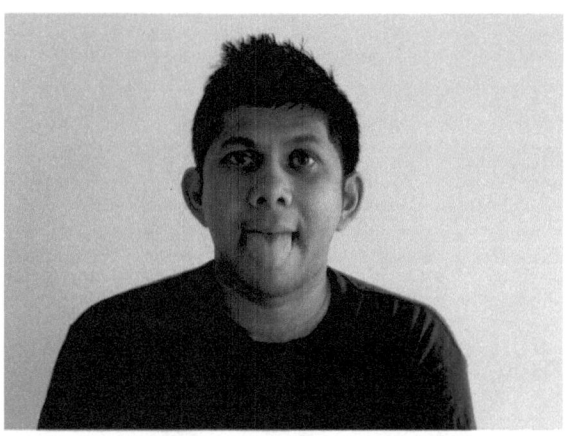

Abb. 64

Machen Sie ein Gesicht, als ob Sie wütend wären, verdrehen Sie die Augen (Abb. 65). Nun spielen Sie mit der Gesichtsmuskulatur, mit den Lippen, mit den Wangen, mit der Nase, mit der Zunge, mit den Ohren, schneiden Sie Grimassen (Abb. 66a, b, c, d). Langsam herauskommen. Pause.

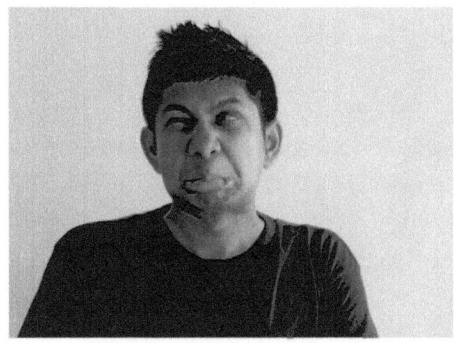
Abb. 65

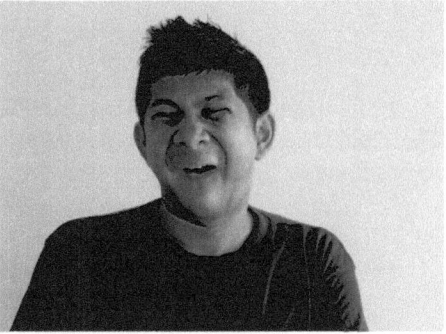
Abb. 66a

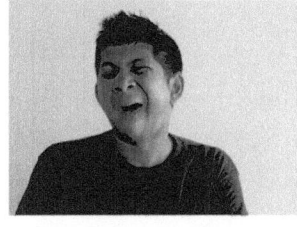
Abb. 66b

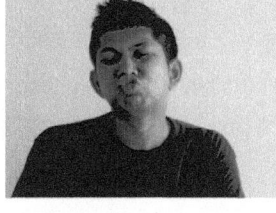
Abb. 66c

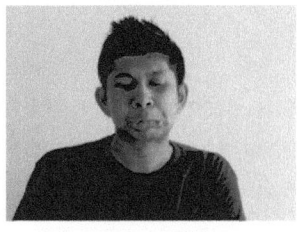
Abb. 66d

Nun lassen Sie Ihre Zunge im Munde kreisen (Abb. 67a, b, c) Dann in der entgegengesetzten Richtung. Und allmählich herauskommen. Strecken Sie nun die Zunge aus und lassen Sie die Zunge draußen kreisen. Dann in der entgegengesetzten Richtung. Langsam nehmen Sie die Zunge wieder herein.

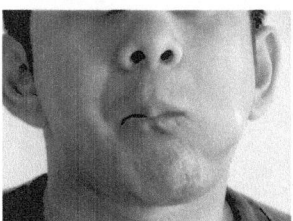
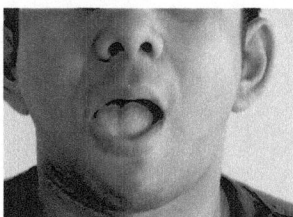
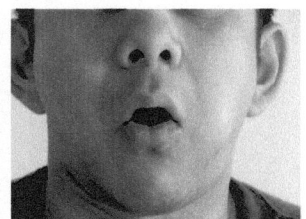

Abb. 67a, b, c

Jetzt vibrieren Sie mit den Lippen wie ein Motorrad (Abb. 68). Und dann wieder beenden. Nun spüren Sie die Außenluft an den Lippen.

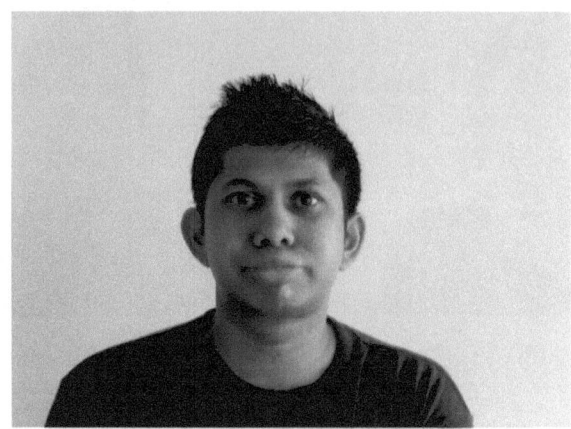

Abb. 68

Nun streicheln und betasten Sie Ihre Wangen, leicht mit den flachen Händen auf die Wangen klatschen (Abb. 69). Und langsam zurückkommen.

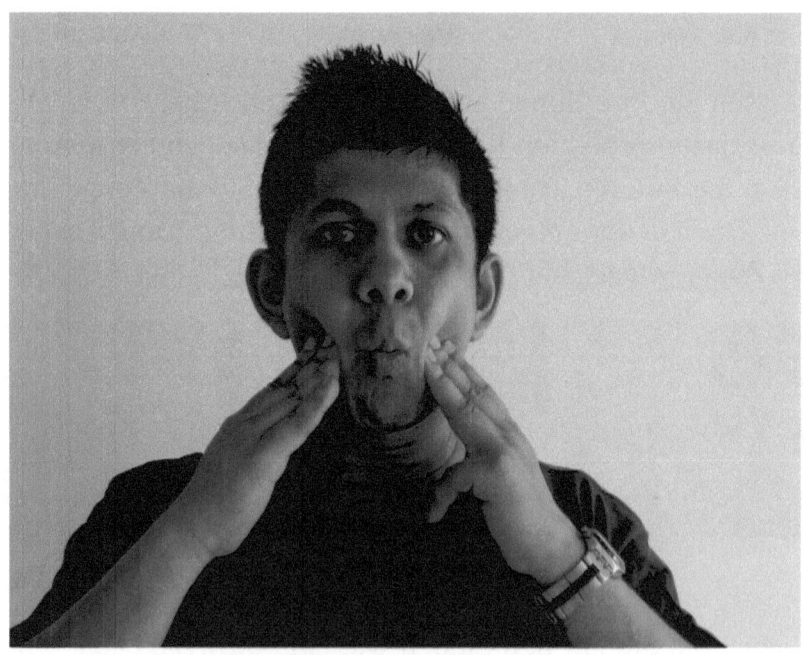

Abb. 69

Nun pfeifen. Es ist nicht wichtig, ob das gut klingt. Einfach pfeifen. Und dann herauskommen, beenden.

Reduzieren von Depressionen und Verbesserung der Stimmqualität mit Lach-Yoga

Jetzt lachen. Ha, Ha, Ha (Abb. 70). Sie lachen, bis Ihr Bauch wackelt (Abb. 70a). Fühlen Sie den Unterleib mit der Hand, wenn Sie lachen. Spüren Sie die Bewegung des Bauches, wenn Sie lachen. Ha, Ha, Ha ... (Abb. 70b). Lachen Sie mit dem Brustkorb, spüren Sie die Bewegung im Lungenraum (Abb. 70c). Ha, Ha, Ha ... Nun lachen Sie mit der Kehle, Sie lachen weiter Ha, Ho, Ho, Ho ... (Abb. 70d). Nun lachen Sie mit dem Mund, lachen Sie mit der Nase (Abb. 70e), öffnen Sie die Augen, lachen Sie spontan, ganz natürlich. Ha, Ha, Ho, Ho (Abb. 70f), und jetzt kichern: Hi, Hi, Hi. Breiten Sie die Beine aus. Breiten Sie die Hände aus. Lachen Sie mit Ihrem ganzen Körper.

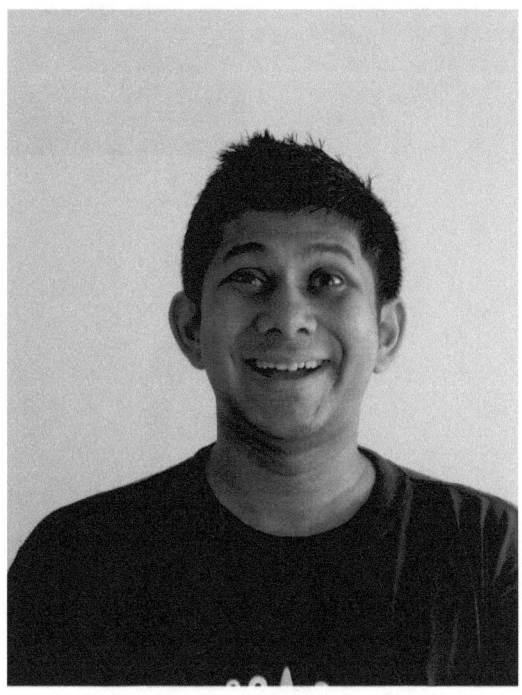

Abb. 70

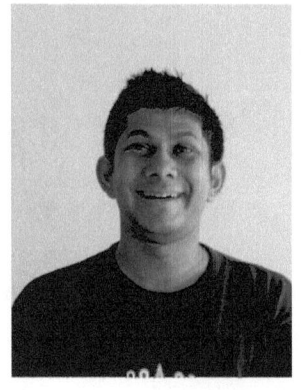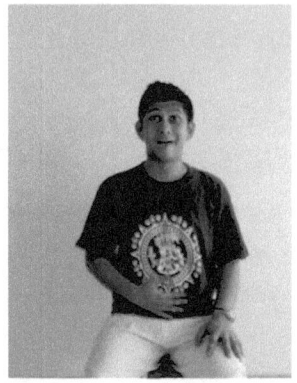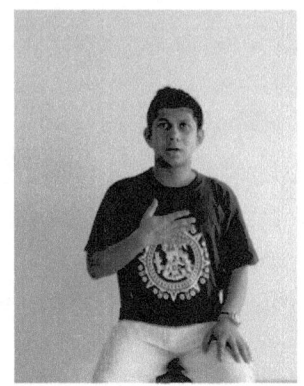
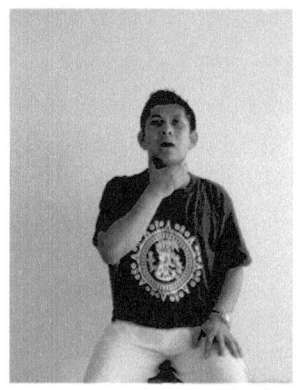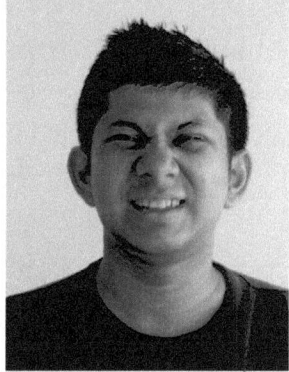

Abb. 70a, b, c, d, e,

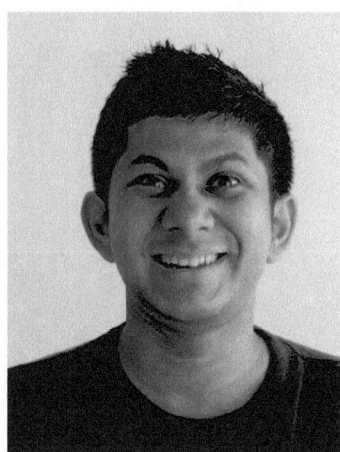

Abb. 70f

Stressbewältigung durch Yoga-Atmen

Sitzen Sie in einer bequemen Sitzhaltung mit gekreuzten Beinen. Dehnen Sie Wirbelsäule, Hals und Kopf hoch, sitzen Sie aufrecht, machen Sie den Nacken lang (Abb. 71). Nun nehmen wir die rechte Hand und werden mithilfe des Daumens, des Ringfingers und des kleinen Fingers (Abb. 72) abwechselnd durch das rechte und das linke Nasenloch atmen. (Wechselatem.)

Nun schließen Sie das rechte Nasenloch mit dem Daumen der rechten Hand, atmen durch das linke Nasenloch ein (Abb. 73). Dann schließen Sie das linke Nasenloch mit Ring- und kleinem Finger (Abb. 74), öffnen das rechte und atmen rechts aus. Dann rechts wieder einatmen, danach das rechte Nasenloch wieder schließen und links ausatmen. Das wiederholen Sie drei Mal.

Dann führen Sie das weiter fort. Halten Sie die Lippen geschlossen, tiefe und lange Einatmung, tiefe und lange Ausatmung. Wenn Sie nächstes Mal durch das linke Nasenloch ausatmen, beenden Sie und kommen langsam heraus.

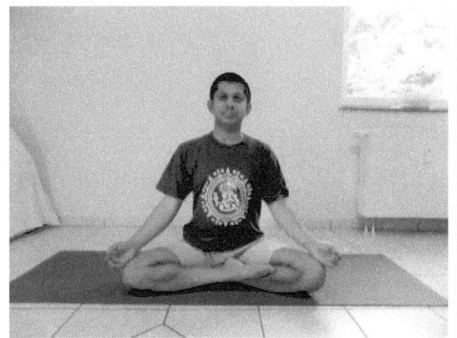

Abb. 71

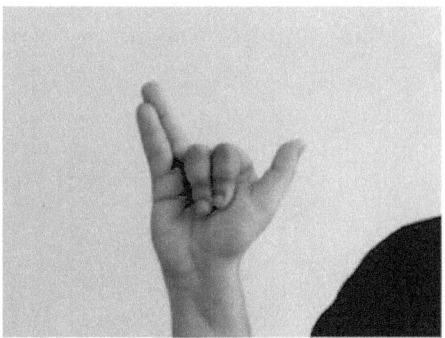

Abb. 72

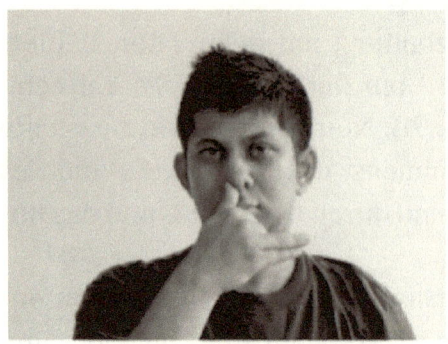
Abb. 73

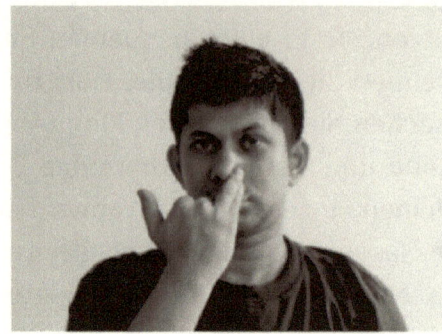
Abb. 74

Nun atmen Sie durch die Nase ein, dann fassen Sie die Ohren mit den Zeigefingern und wenn Sie ausatmen, halten Sie die Lippen geschlossen und summen wie eine summende Biene (Abb.75a, b). Machen Sie einen summenden Sound, atmen Sie wieder ein und wenn Sie ausatmen halten Sie die Ohren zu und summen wie eine summende Biene, nochmal: einatmen, Zeigefinger an die Ohren, ausatmend summen wie eine Biene. Das wiederholen Sie zwei bis drei Mal. Langsam herauskommen und die Hände herunter nehmen.

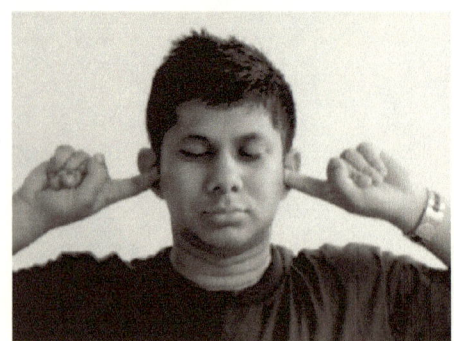
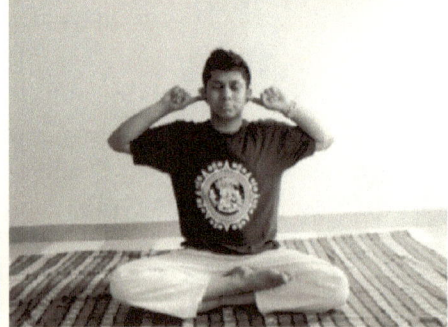
Abb. 75a, b

Steigerung der kognitiven Funktionen (Meditation)

Nun werden wir eine Meditation mit Koordination der Finger durchführen. Entspannen Sie Ihr Denken, lassen Sie alle Ihre Meinungen beiseite und fühlen Sie Ihren inneren Frieden (Abb. 76). Während wir singen, werden wir unsere Finger koordinieren. Wir singen A, U, M, E. Jetzt singen wir. Sie halten Daumen und Zeigefinger zusammen und sagen A (Abb. 77). Dann Daumen und Mittelfinger wenn Sie sagen U (Abb. 78). Dann Daumen und Ringfinger wenn Sie sagen M (Abb. 79). Und Daumen und kleiner Finger wenn Sie sagen E (Abb. 80). Beginnen Sie jetzt. Halten Sie die Augen geschlossen. Lassen Sie die Hände auf den Oberschenkeln liegen, Handflächen nach oben. Nun werden wir singen mit der Finger Koordination: A, U, M, E. Noch mal: A, U, M, E … Halten Sie die Augen geschlossen. Fühlen Sie Ihren inneren Frieden. Versuchen Sie, ein Lächeln in Ihr Gesicht zu bringen. Lächeln Sie mit den Augen, mit den Lippen, mit den Wangen, nun lächelt das ganze Gesicht. Lächeln Sie mit Ihrem ganzen Körper, lächeln Sie mit den Händen, versuchen Sie glücklich zu sein. Lächeln Sie Ihren Körper an, Lächeln Sie Ihre Gedanken und Ihre Meinung an. Lächeln Sie Ihre Seele an.

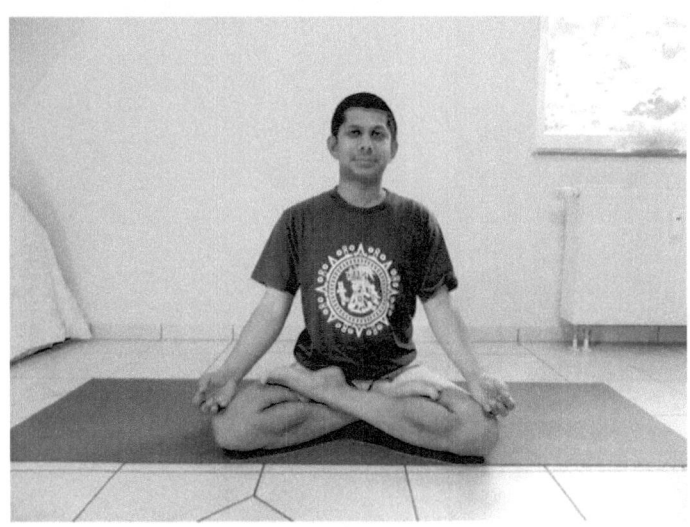

Abb. 76

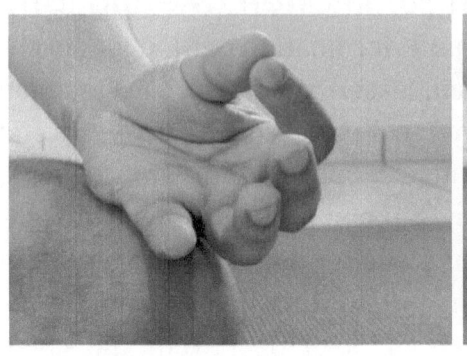 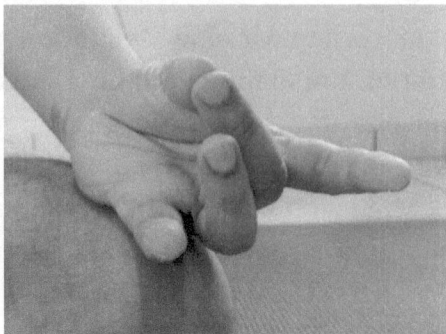

Abb. 77   Abb. 78

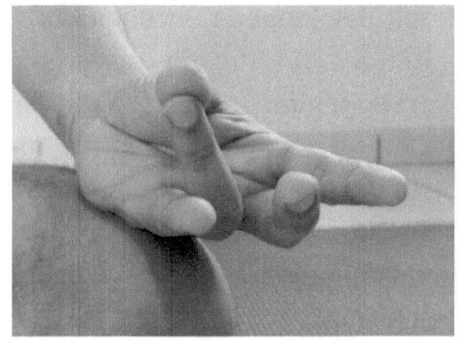 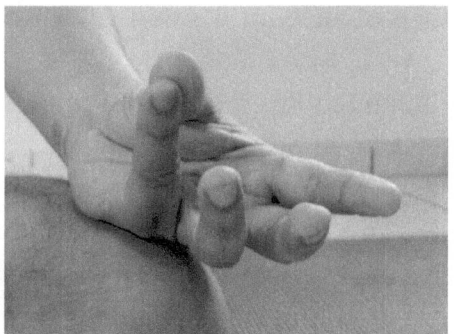

Abb. 79   Abb. 80

Yoga für Patienten mit Bewegungseinschränkungen (Yoga 2)

Yoga 2 ist für Patienten, die Gehhilfen oder Rollstühle benutzen, die sich beim Gehen auf einen Rollator stützen müssen oder die bei ihren täglichen Verrichtungen Hilfe brauchen (ATL).

Verbesserung der motorischen Funktionen und der Reichweite der Bewegungen

Sitzen Sie bequem auf einem Stuhl. Halten Sie Ihre Wirbelsäule, Ihren Hals und Kopf aufrecht in einer Linie. Weiten Sie den Brustkorb von der Mitte aus. Dehnen Sie Hals und Kopf hoch. Halten Sie Ihre Füße am Boden, spüren Sie den Kontakt Ihrer Fußsohlen am Boden. Ihre Hände liegen absichtslos auf den Oberschenkeln, die Handflächen weisen nach unten (Abb. 81). Drücken Sie Ihre Fersen an den Boden, heben Sie die Zehen hoch (Abb. 82). Nun haben Sie eine bessere Kontrolle über Ihre Zehen.

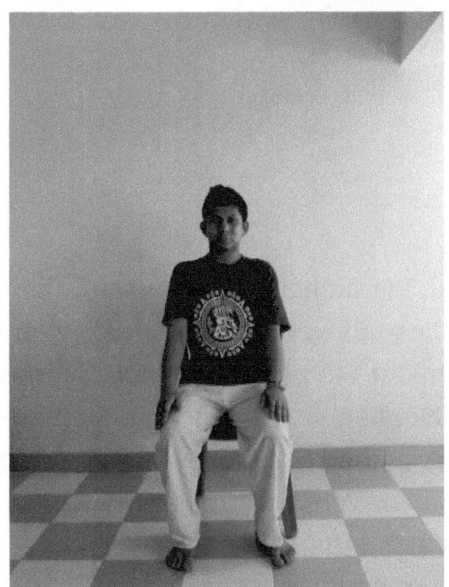
Abb. 81

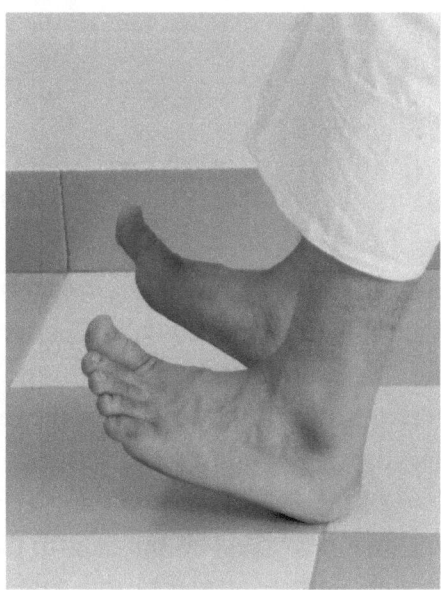
Abb. 82

Wenn Sie ausatmen, drücken Sie die Zehen bzw. drehen die Zehen zum Boden (Abb. 83). Bei der nächsten Einatmung entspannen Sie die Zehen. Ausatmen, die Zehen drücken, einatmen die Zehen entspannen, ausatmen, die Zehen drücken, einatmen die Zehen entspannen. Das wiederholen Sie zehnmal.

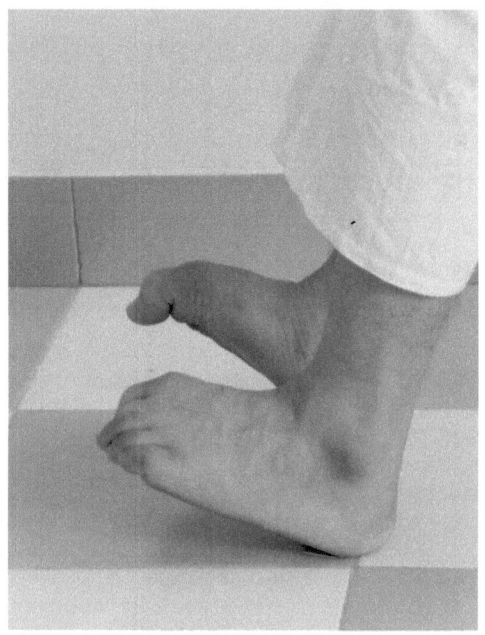

Abb. 83

Spüren Sie die Bewegung der Zehen. Versuchen Sie herauszufinden, wann Sie in Ihrem täglichen Leben diese Bewegung ausführen. Wenn Sie das nicht tun können, dann denken Sie einfach, als ob Sie das machen würden. Einfach in Ihrem Denken sich vorstellen, Sie würden diese Bewegung ausführen. Versuchen Sie, Ihre Gedanken mit Ihren Körperbewegungen zu verbinden. Versuchen Sie schweigend, mit Ihrem Körper zu sprechen. Einfach indem Sie die Bewegung erfühlen, wie eine Meditation. Dann kommen Sie langsam zurück und halten die Fußsohlen auf den Boden.

Nun umfassen Sie Ihren rechten Oberschenkel, indem Sie die Hände an der Unterseite des Oberschenkels falten. Heben Sie das Bein etwas hoch. Nun ist das Fußgelenk zehn Zentimeter über dem Boden (Abb. 84). Wenn Sie ausatmen, strecken Sie das rechte Fußgelenk, wenn Sie einatmen, zeigen Sie mit den rechten Zehen zum Körper. Ausatmen, strecken Sie den Fuß, wenn Sie einatmen, zeigen Sie mit den Zehen zum Körper. Versuchen Sie, mit dem rechten Fußgelenk zu arbeiten. Wiederholen Sie die Bewegung zehnmal.

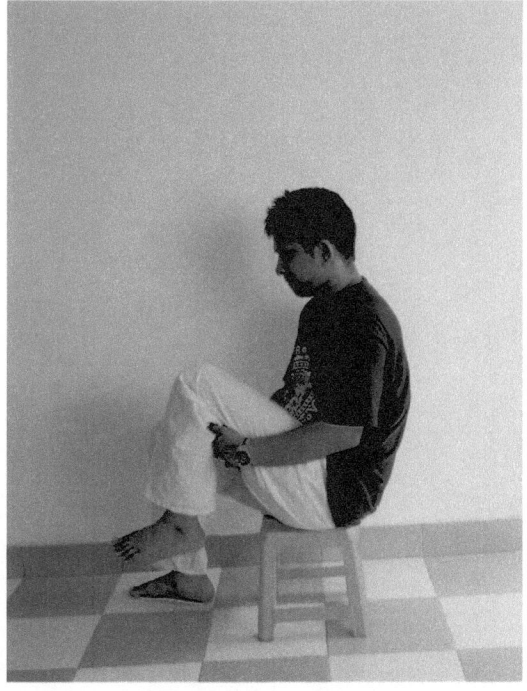

Abb. 84

Sie bleiben so sitzen und rotieren mit dem rechten Fußgelenk (Abb. 85). Lassen Sie einfach das rechte Fußgelenk kreisen. Wenn das nicht möglich ist, denken Sie nur, Sie würden das tun. Sie bewegen das Fußgelenk ohne Anstrengung, ohne Eile, und Sie üben keinen Druck aus.

Nun tun Sie das in der entgegengesetzten Richtung. Wenn Sie die Drehung im Uhrzeigersinn ausgeführt haben, rotieren Sie nun entgegen dem Uhrzeigersinn. Langsam die Bewegung beenden. Arme hängen lassen, das Bein auf den Boden stellen.

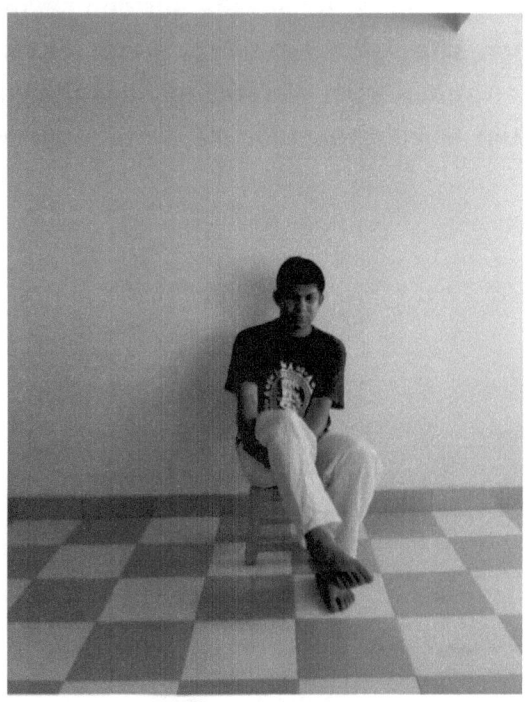

Abb. 85

Nun tun Sie das Gleiche mit der linken Seite. Beginnen Sie mit den Zehen. Pressen Sie die linke Ferse an den Boden. Wenn Sie ausatmen, spreizen Sie die Zehen, wenn Sie einatmen entspannen Sie die Zehen. Das zehnmal wiederholen.

Nun ergreifen Sie den linken Oberschenkel. Heben Sie die Ferse vom Boden. Wenn Sie ausatmen, strecken Sie das linke Fußgelenk, und wenn Sie einatmen, zeigen Sie mit den linken Zehen zum Körper. Das wiederholen Sie zehnmal.

Versuchen Sie, diese Bewegung zu erspüren. Beachten Sie, wie es vor sich geht. Nehmen Sie wahr, wie Ihr Gehirn mit dem Fußgelenk zusammenarbeitet.

Nun beginnen Sie langsam, das linke Fußgelenk kreisen zu lassen. Wiederholen Sie die Bewegung. Spüren Sie die Bewegung. Spüren Sie die Koordination von Gehirn und Fußgelenk. Dann führen Sie die kreisende Bewegung in der entgegengesetzten Richtung aus. Wenn Sie vorher die kreisenden Bewegungen im Uhrzeigersinn ausgeführt haben, arbeiten Sie nun entgegen dem Uhrzeigersinn. Machen Sie die kreisenden Bewegungen zehnmal in jeder Richtung. Erst dann beenden Sie langsam und setzen den linken Fuß auf den Boden.

Kleine Pause.

Nun ergreifen Sie wieder den rechten Oberschenkel, indem Sie die Hände darunter falten. Sie heben das rechte Bein ein wenig und lassen das rechte Knie rotieren. Lassen Sie das rechte Knie zehnmal kreisen, und dann lassen Sie es in der entgegengesetzten Richtung kreisen, zuerst im Uhrzeigersinn und dann entgegengesetzt. Kommen Sie langsam zurück, lassen Sie die Arme sinken und stellen Sie den Fuß auf den Boden.

Nun das Gleiche mit dem linken Bein (Abb. 86). Ergreifen Sie den Oberschenkel, heben Sie das Bein ein wenig an, und lassen Sie das linke Knie kreisen, jeweils zehnmal in beiden Richtungen, im Uhrzeigersinn zehnmal und entgegengesetzt auch zehnmal.

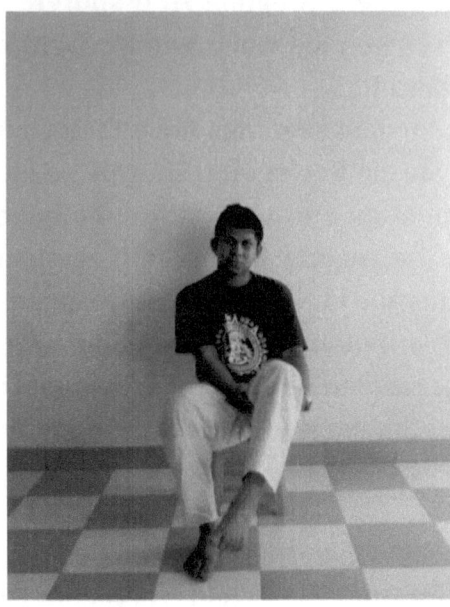

Abb. 86

Jetzt arbeiten wir wieder mit dem rechten Bein. Heben Sie das Bein ein wenig an und lassen Sie das Hüftgelenk kreisen. Wieder in beiden Richtungen, im Uhrzeigersinn und gegen den Uhrzeigersinn, in jeder Richtung zehnmal. Dann langsam zurückkommen.

Nun das Gleiche mit dem linken Bein (Abb. 87). Ergreifen Sie den linken Oberschenkel, heben Sie das Bein ein wenig von Boden auf. Dann lassen Sie das Hüftgelenk kreisen. Sie führen diese Bewegung in beiden Richtungen aus, im Uhrzeigersinn und entgegengesetzt. Langsam kommen Sie aus der Bewegung heraus, lassen die Arme hängen und stellen den Fuß auf den Boden.

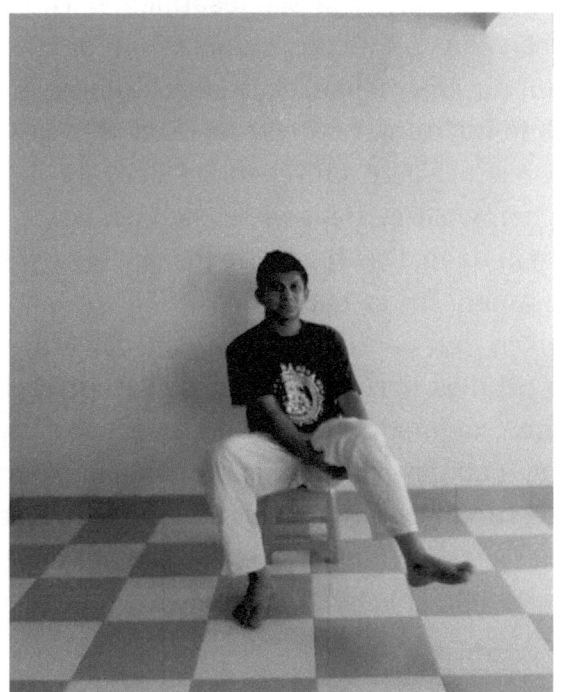

Abb. 87

Biegsamer Rücken und besseres Gleichgewicht

Bitte versuchen Sie, sich mittig auf den Stuhl hinzusetzen, sodass Sie hinter sich ausreichend Platz haben.

Wir wollen versuchen, mit Ihrer Wirbelsäule zu arbeiten. Ihre Fußsohlen sind auf dem Boden. Halten Sie Ihre Wirbelsäule aufrecht. Strecken Sie Wirbelsäule, Hals und Kopf in einer Linie nach oben aus. Weiten Sie Ihren Brustkorb von der Mitte aus. Fühlen Sie Ihre Schulterblätter im Rücken. Spüren Sie, wie Ihre Schulterblätter nahe bei einander sind, wie sie sich beinahe berühren. Dehnen Sie Hals und Kopf hoch. Die Hände liegen auf den Oberschenkeln, Handflächen auf den Knien.

Wenn Sie einatmen, wölben Sie die Brust vor. Halten Sie Ihre Schultern nach hinten. Nun blicken Sie nach oben (Abb. 88). Tun Sie das wie eine Kuh, wenn sie nach oben guckt und den Rücken dabei durchhängen lässt. Wenn Sie ausatmen, berühren Sie mit der Mitte des Rückens die Lehne des Stuhles. Nun drücken Sie mit den Handflächen auf die Oberschenkel. Dadurch führen Sie zur gleichen Zeit den Bauch in Richtung Wirbelsäule (Abb. 89). Bewegen Sie sich geschmeidig wie eine Katze, bewegen Sie sich, als ob Sie einen Katzenbuckel machen wollten. Beugen Sie sich ein wenig vor, auch den Kopf nach vorn beugen. Das fügen Sie dieser Bewegung hinzu.

Wieder einatmen. Brust nach vorne wölben, Schultern zurück, nach oben blicken und dann ausatmen, mit der Mitte des Rückens die Lehne des Stuhles berühren, auch den Kopf etwas nach vorn neigen. Einatmen, dehnen wie die Kuh, ausatmen, den Katzenbuckel nach hinten dehnen. Spüren Sie die Zusammenarbeit von Wirbelsäule, Nacken und Kopf und wiederholen Sie das zehnmal. Wenn Ihre Wirbelsäule geschmeidig ist, werden Sie besser gehen können. Dann kommen Sie allmählich heraus und sitzen bequem.

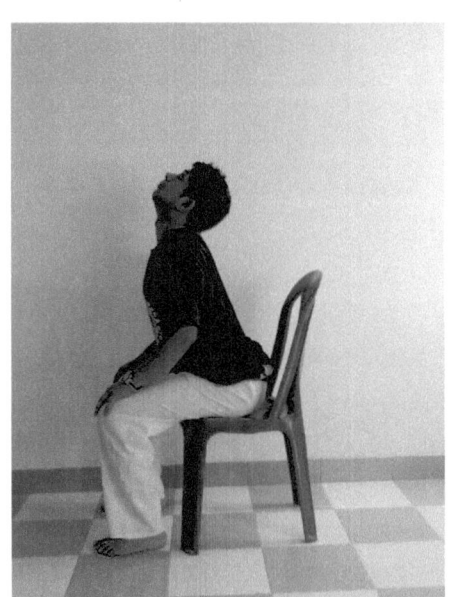 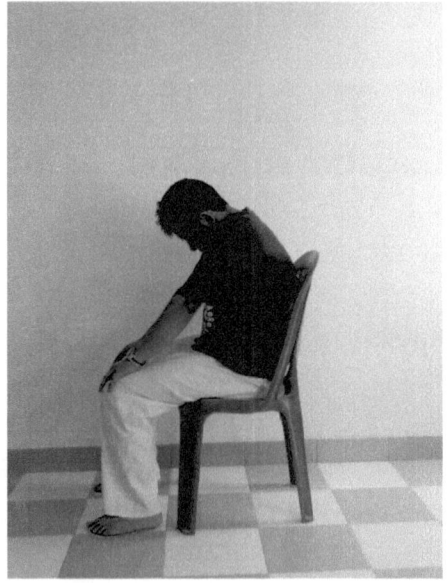

Abb. 88 Abb. 89

Setzen Sie sich aufrecht hin. Halten Sie den Kopf hoch. Wirbelsäule, Nacken und Kopf sind in einer Linie, die Fußsohlen berühren den

Boden. Dann haben Sie eine bessere Kontrolle über Ihren Oberkörper, indem Sie ihre Fußsohlen auf den Boden drücken. Nun heben Sie die Hände im 90-Grad-Winkel. Einatmen in der Mitte der Brust. Wenn Sie ausatmen, drehen Sie den Oberkörper zur rechten Seite (Abb. 91). Wieder einatmen und zur Mitte kommen. Wenn Sie ausatmen, drehen Sie den Oberkörper zur linken Seite (Abb. 90). Das wiederholen Sie fünfmal auf jeder Seite. Immer während der Einatmung zur Mitte zurückkommen. Immer während der Ausatmung zur Seite drehen. Langsam herauskommen, ruhig sitzen, lassen Sie die Hände auf den Oberschenkeln liegen, den Atem nachschwingen lassen.

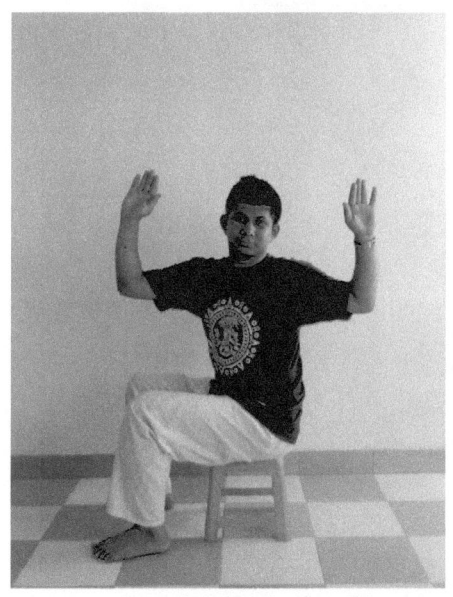 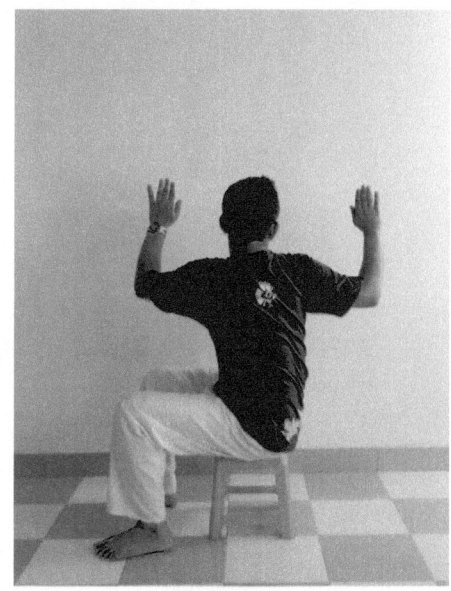

Abb. 90 Abb. 91

Sie sitzen weit vorne auf dem Stuhl, die Hände auf den Knien. Nun werden wir den Oberkörper kreisen lassen. Wir werden unseren Unterkörper ruhig halten, während unser Oberkörper kreisende Bewegungen macht. Bitte nehmen Sie Kopf und Oberkörper zur Seite (Abb. 92), nach hinten (Abb. 93), zur anderen Seite (Abb. 94) und jetzt nach vorn (Abb. 95) und machen immer so weiter und lassen den Oberkörper kreisen. Die Füße stehen fest auf dem Boden.

Spüren Sie Ihre Füße. So haben Sie eine bessere Kontrolle über den Oberkörper. Wiederholen. Kreisen Sie zehnmal in beiden Richtungen, zehnmal im Uhrzeigersinn und zehnmal entgegengesetzt. Dann allmählich herauskommen, aufrecht sitzen, Atem nachschwingen lassen.

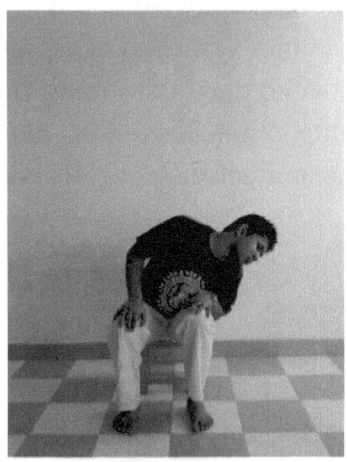

Abb. 92

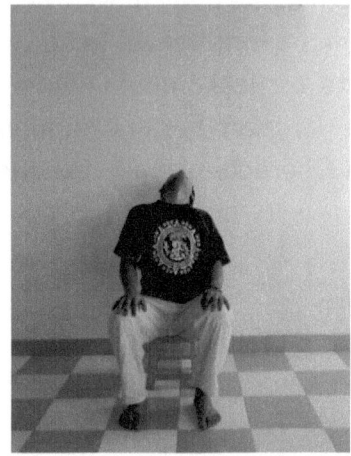

Abb. 93

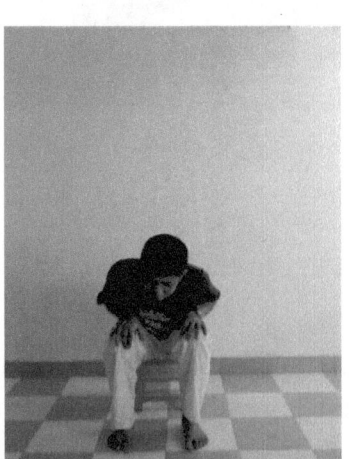

Abb. 94

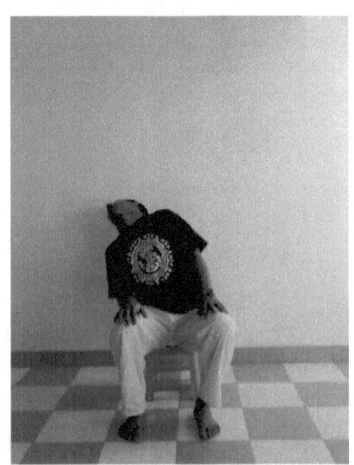

Abb. 95

Die Muskeln und den Körper entspannen

Lehnen Sie sich in den Stuhl zurück. Entspannen Sie den ganzen Körper. Lassen Sie den Körper vollkommen los. Schließen Sie die Augen. Wir werden nun eine entspannende Meditation durchführen. Wir werden versuchen, zu unseren unterschiedlichen Körperteilen zu sprechen, und mit mentaler Kraft erlauben wir dem Körper sich zu entspannen:

Mit jeder Ausatmung versuchen Sie zu fühlen, dass der Stuhl weniger Gewicht tragen muss. Nun bewegen Sie einfach Ihre Aufmerksamkeit zu unterschiedlichen Körperteilen:

Mit der Ausatmung entspannen Sie Ihre Hände.
Atmen Sie wieder ein und mit der nächsten Ausatmung entspannen Sie Ihre Beine.
Machen Sie es locker und leicht.
Versuchen Sie nun, Ihre Finger zu entspannen: die Daumen, die Zeigefinger, die Mittelfinger, die Ringfinger, die kleinen Finger.
Entspannen Sie alle Finger gleichzeitig, entspannen Sie die Hände.
Entspannen Sie die Handgelenke, die Unterarme, die Ellenbogen, die Oberarme,
nun alle Teile des Arms gleichzeitig.
Dann entspannen Sie die Schultern, Hals und Nacken.
Entspannen Sie den Kopf: die Augen, die Lippen, alle Gesichtsmuskeln entspannen.
Nun entspannen Sie den Brustkorb, den Bauch, den Unterleib, die ganze Vorderseite des Rumpfes.
Entspannen Sie den unteren Rücken, den mittleren Rücken, den oberen Rücken, entspannen Sie den ganzen Rücken.
Entspannen Sie die Wirbelsäule, entspannen Sie Ihre Hüften, Ihre Gesäßmuskeln,
entspannen Sie die Oberschenkel und die Knie.
Entspannen Sie die Muskeln des Schienbeins und der Waden.
Nun die ganzen Unterschenkel, entspannen Sie die Füße, entspan-

nen Sie die Zehen.
Entspannen Sie den ganzen Körper vom Kopf bis zu den Zehen.
Entspannen Sie den ganzen Körper.
In Gedanken wiederholen Sie:
Ich entspanne meinen Körper. Mein Körper ist entspannt.
Ich entspanne mein Denken, meine Gedanken sind entspannt.
Ich entspanne meine Seele. Meine Seele ist entspannt.
Ich bin entspannt.

Langsam kommen Sie aus der Übung heraus.
Bewegen Sie Ihre Finger, bewegen Sie ihre Zehen.

Die Feinmotorik verbessern und steigern

Sie sitzen auf der Stuhlkante. Machen Sie den Nacken lang, in einer Linie dehnen Sie Wirbelsäule und Kopf hoch, weiten den Brustkorb von der Mitte aus, Sie haben Ihren Kopf erhoben. Nun wollen wir unser Schultergelenk langsam kreisen lassen. Halten Sie Ihre Finger auf den Schultern (Abb. 96a, b, c) und lassen Sie die Schultern kreisen. Wenn Ihre Schultern steif sind, strecken sie die Arme zur Seite und rotieren dann mit den Schultern. Sie führen das in beiden Richtungen aus: zehnmal im Uhrzeigersinn und zehnmal entgegen dem Uhrzeigersinn.

Dann langsam herauskommen und nachspüren, nachatmen.

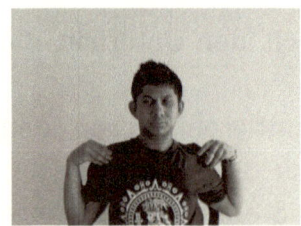 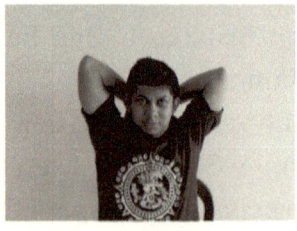 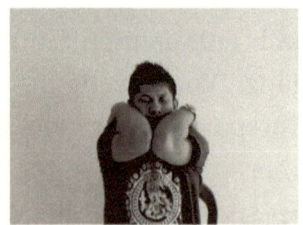

Abb. 96a, b, c

Nun lassen Sie Kopf und Hals sehr vorsichtig kreisen (Abb. 97a, b, c, d). Rotieren Sie langsam mit dem Hals. Wenn Ihr Hals steif ist, stellen Sie sich in Gedanken vor, dass Sie den Kopf kreisen lassen. Sie tun das in beiden Richtungen: zehnmal im Uhrzeigersinn und zehnmal entgegen dem Uhrzeigersinn. Dann langsam herauskommen, nachspüren, nachempfinden.

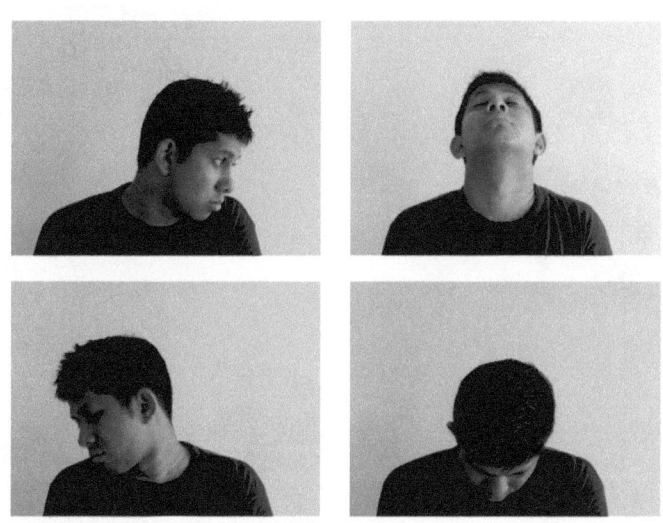

Abb. 97a, b, c, d

Halten Sie den Kopf aufrecht, blicken Sie geradeaus. Öffnen Sie die Augen und kreisen Sie mit den Augäpfeln. Kreisen Sie zehnmal im Uhrzeigersinn und zehnmal entgegen dem Uhrzeigersinn.

Dann die Augen schließen und die Handflächen aneinander legen. Reiben Sie die Handflächen, dann werden sie warm. Bedecken Sie die Augen mit den warmen Handflächen. Fühlen und spüren Sie die Energie, die von den warmen Händen in Ihre Augen strömt. Atmen. Das Strömen wahrnehmen. Lassen Sie sich Zeit. Dann nehmen Sie die Hände herunter und öffnen die Augen.

Nun halten Sie beide Hände vor der Mitte der Brust. Einatmend halten Sie Handflächen und Finger aneinander (Abb. 98), ausatmend nehmen Sie die Handgelenke zur Seite, und die Fingerspitzen berühren einander (Abb. 99). Die Hände sprechen miteinander wie zwei Menschen in regem Gespräch. Einatmend halten Sie Handflächen und Finger zusammen, und ausatmend berühren sich nur die Fingerspitzen. Das weiter fortsetzen und zehnmal durchführen. Dann beenden und langsam die Hände auf die Oberschenkel legen.

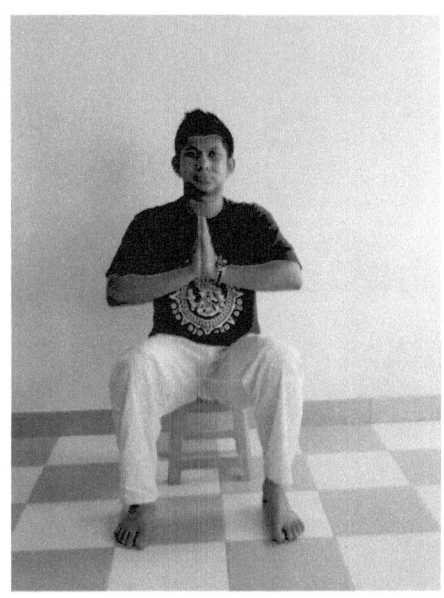 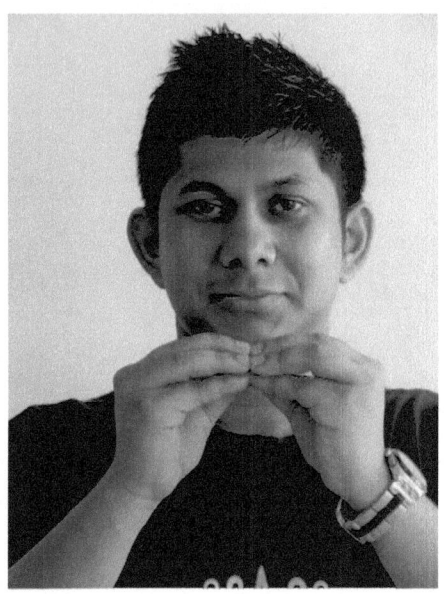

Abb. 98   Abb. 99

Nun machen Sie mit der rechten Hand eine Faust. Wir wollen das rechte Handgelenk kreisen lassen. Ergreifen Sie den rechten Unterarm mit der linken Hand und lassen Sie die rechte Hand kreisen (Abb. 100a, b, c). Das wiederholen Sie zehnmal in beiden Richtungen, im Uhrzeigersinn und gegen den Uhrzeigersinn.

Dann tun Sie das Gleiche mit der linken Hand.

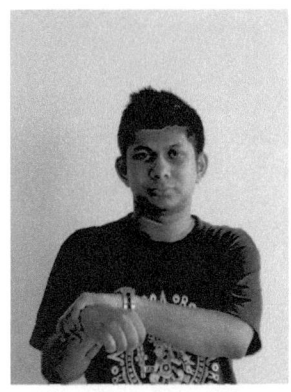 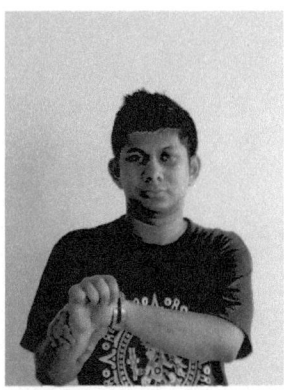 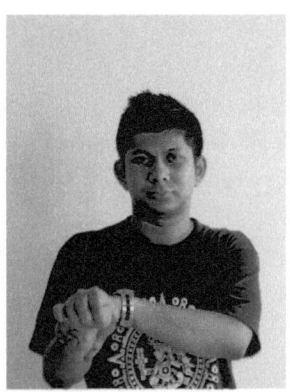

Abb. 100a, b, c

Nun werden wir die Finger kreisen lassen. Rotieren Sie mit dem Daumen der rechten Hand (Abb. 101a, b), dann tun Sie das in der entgegengesetzten Richtung.

Rotieren Sie mit dem Zeigefinger der rechten Hand (Abb. 102a, b), dann tun Sie das in der entgegengesetzten Richtung, rotieren Sie mit dem Mittelfinger der rechten Hand, dann entgegengesetzt. Rotieren Sie mit dem Ringfinger, rechtsherum, linksherum, rotieren Sie mit dem kleinen Finger, rechts herum, links herum.

Alle Finger lassen Sie zehnmal in beiden Richtungen kreisen: rechtsherum und linksherum.

Dann tun Sie das Gleiche mit den Fingern der linken Hand, jeden Finger zehnmal rechtsherum und zehnmal linksherum.

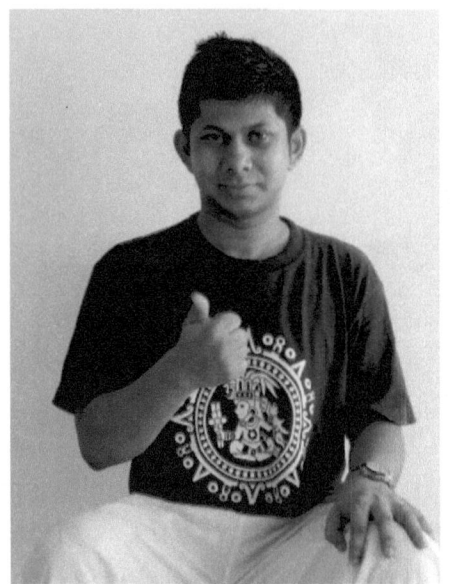 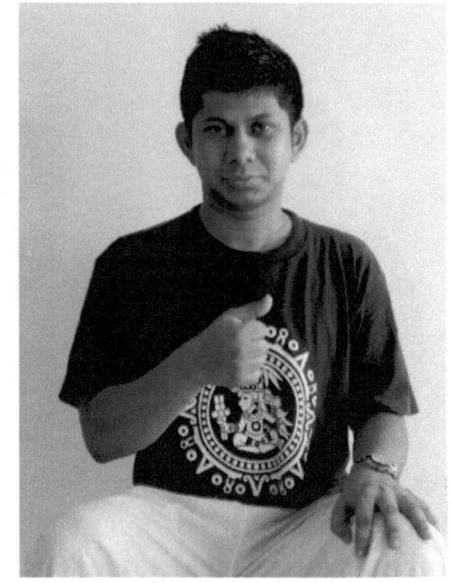

Abb. 101a, b

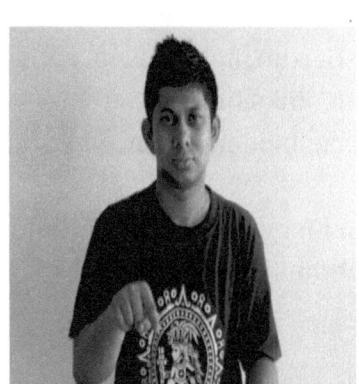 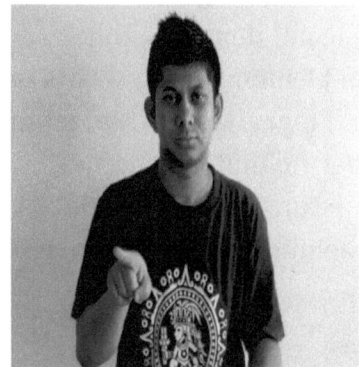

Abb. 102a, b

Verbesserung des Gesichtsausdrucks, des Schluckens und des Speichelflusses

Nun werden wir die Gesichtsmuskulatur bewegen. Zuerst küssen wir die Luft.

Formen Sie den Mund wie einen Schweinemund (Abb. 103) und bewegen Sie die Lippen so, als ob Sie die Luft küssen wollten.

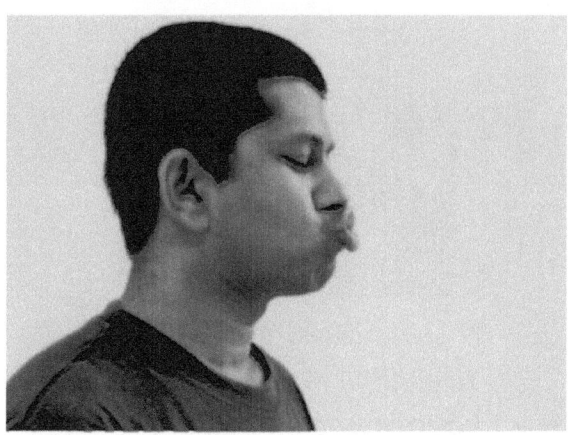

Abb. 103

Nun machen wir ein Gesicht wie ein Affe (Abb. 104).

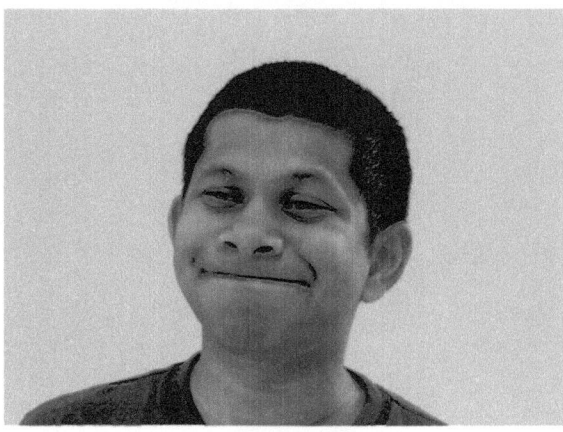

Abb. 104

Dann wie ein Schimpanse, drehen Sie die Unterlippe nach unten (Abb. 105).

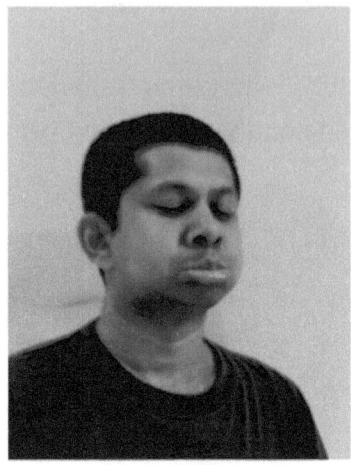

Abb. 105

Nun wie ein Hase, zeigen Sie die obere Zahnreihe, stellen Sie sich vor, dass Sie eine Karotte essen (Abb. 106).

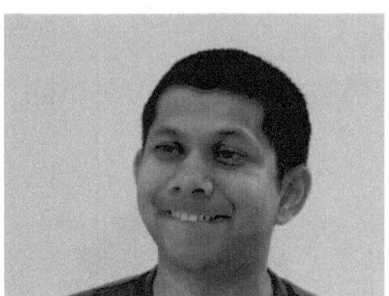

Abb. 106

Nehmen Sie die Zunge nach außen und hecheln Sie wie ein Hund (Abb. 107).

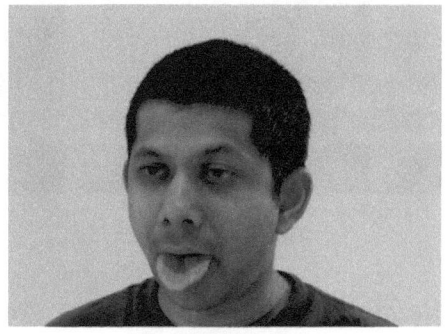

Abb. 107

Schneiden Sie Grimassen. Spielen Sie mit den Augen, mit den Lippen, mit der Nase, mit der Zunge, mit den Ohren (Abb. 108a, b, c, d), dann schneiden Sie noch mal Grimassen und hören damit auf.

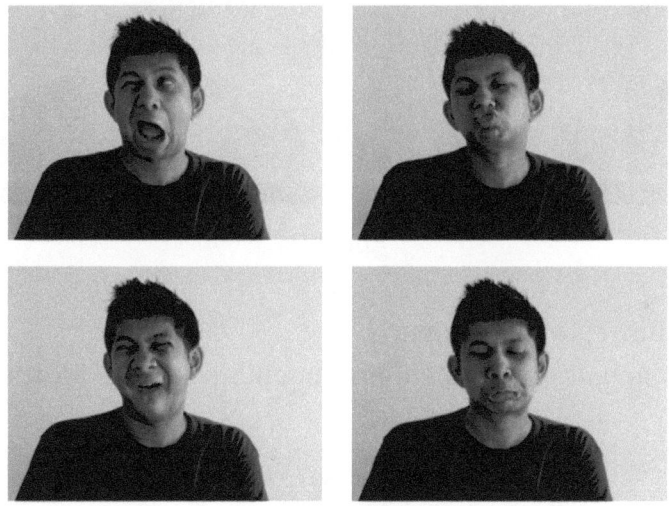

Abb. 108a, b, c, d

Lassen Sie die Zunge im Munde kreisen, dann andersherum und langsam beenden (Abb. 109a, b, c).

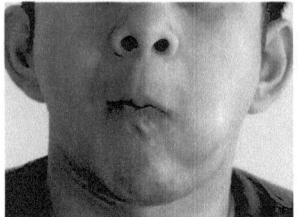 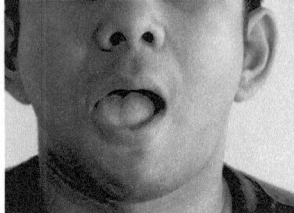 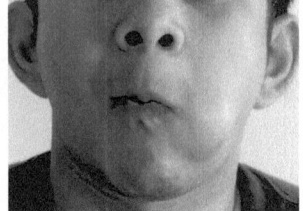

Abb. 109a, b, c

Nun strecken Sie die Zunge aus, und lassen die Zunge außen kreisen und dann andersherum (Abb. 110a, b).

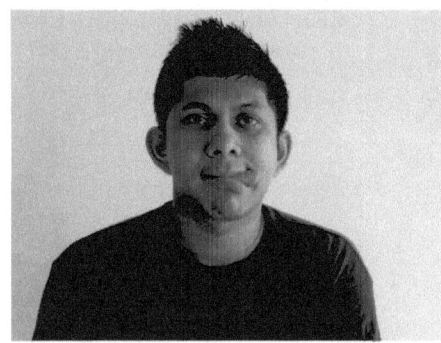 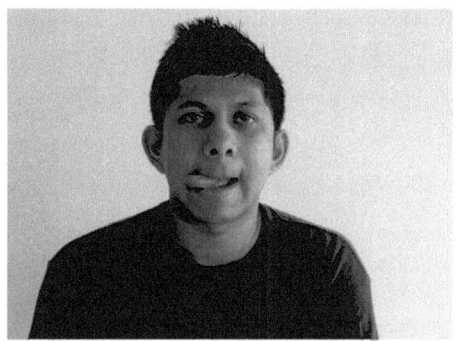

Abb. 110a, b

Dann die Bewegung beenden.
Vibrieren Sie mit den Lippen, brummen Sie wie ein Motorrad (Abb. 111).

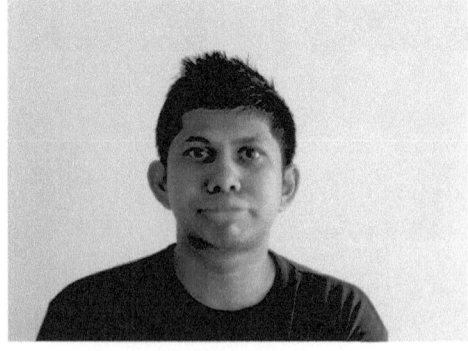

Abb. 111a, b, c

Halten Sie einen Finger auf den Mund, dann gelingt das Vibrieren besser (Abb. 112a, b).

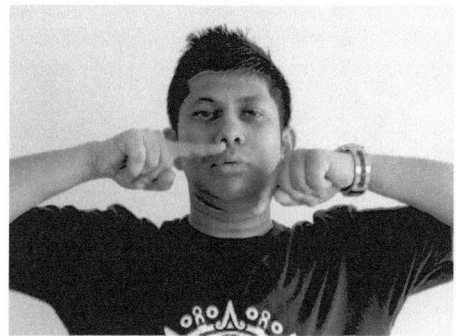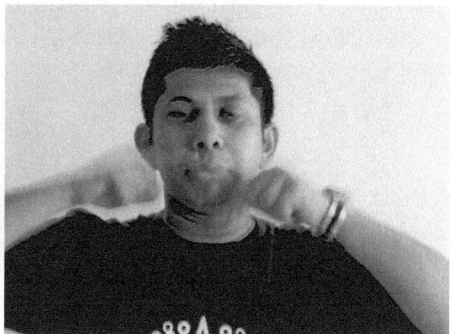

Abb. 112a, b

Allmählich zurückkommen.

Nun füllen Sie den Mund mit Luft und klatschen sanft mit den flachen Händen ihre Wangen (Abb. 113a, b).

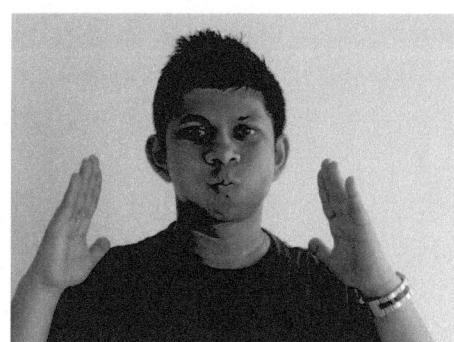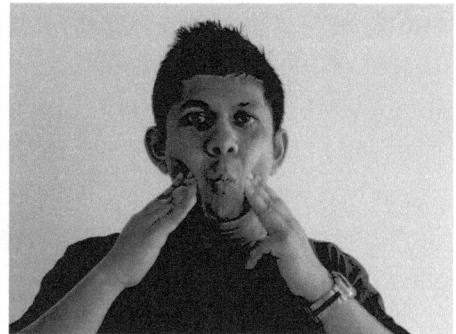

Abb. 113a, b

Jetzt pfeifen Sie (Abb. 114). Wie das klingt, ist unwichtig. Einfach pfeifen. Einfach versuchen, pfeifend auszuatmen. Also einatmen durch die Nase und pfeifend ausatmen. Tun Sie das, so oft Sie mögen und es angenehm empfinden. Dann allmählich zurückkommen und beenden.

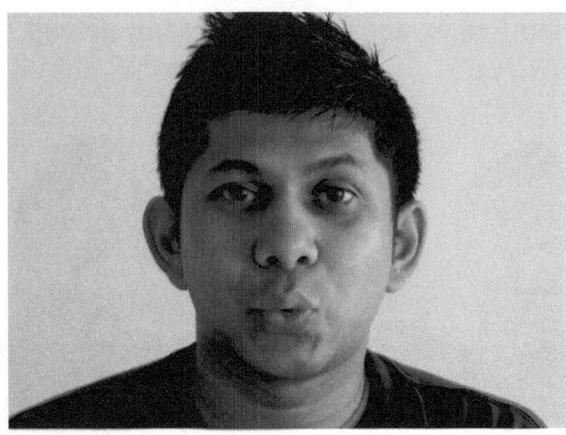

Abb. 114

Reduzieren von Depressionen und Verbesserung der Stimmqualität durch Lach-Yoga

Nun werden wir lachen (Abb. 115) und unser Zwerchfell sorgfältig benutzen. Wir werden lachen mit dem Bauch. Legen Sie eine Hand auf den Bauch. Versuchen Sie, die Bewegung des Bauches zu erfühlen, während Sie lachen. Fühlen Sie die Bewegung sogar bis zum Unterleib (Abb. 116). Ha, Ha, Ha ...

Lachen Sie mit dem Brustkorb. Spüren Sie die Bewegung in den Lungen. Halten Sie dafür die Handfläche auf die Mitte des Brustkorbs (Abb. 117). Ha, Ha, Ha ...

Nun lachen Sie mit der Kehle (Abb. 118). Versuchen Sie, verschiedene Bereiche Ihrer Stimmbänder einzusetzen. Lachen Sie Ha, Ho, Ho, Ho ...

Nun lachen Sie mit dem Mund. Versuchen Sie, viele verschiedene Bewegungen mit Ihrem Mund. Lachen Sie jetzt mit der Nase (Abb. 119). Nehmen Sie Luft in Ihre Nase auf und spielen Sie mit dem Geräusch Ihrer Nase. Öffnen Sie die Augen und lachen Sie spontan und natürlich. Ha, Ha, Ho, Ho ... Und jetzt kichern Hi, Hi, Hi ...

Breiten Sie die Beine aus spreizen Sie die Hände und lachen Sie mit dem ganzen Körper.

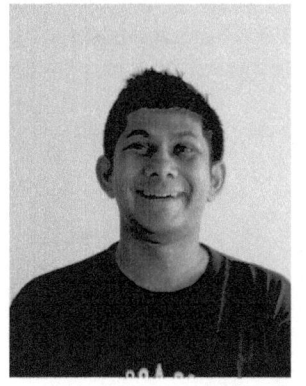

Abb. 115

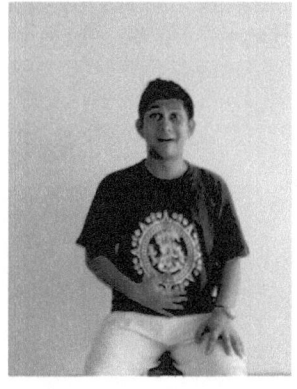

Abb. 116

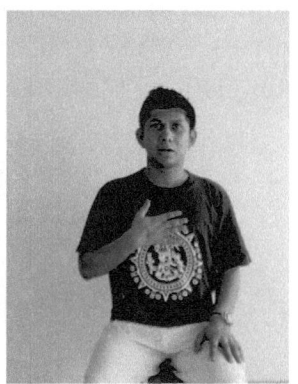

Abb. 117

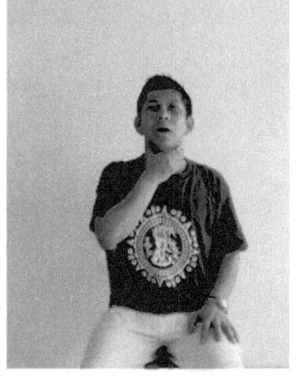

Abb. 118

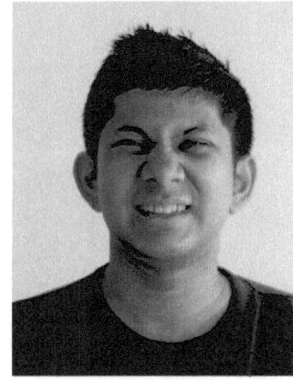

Abb. 119

Stressbewältigung durch Yoga-Atmen

Sitzen Sie bequem. Sitzen Sie in einer bequemen Sitzhaltung auf dem Stuhl. Sitzen Sie aufrecht, dehnen Sie Wirbelsäule, Hals und Kopf in einer Linie nach oben, machen Sie den Nacken lang. Weiten Sie den Brustkorb von der Mitte aus, Kopf hoch, spüren Sie Ihre Fußsohlen auf dem Boden. Die Hände liegen auf den Oberschenkeln (Abb. 120). Wir wollen einige Atemtechniken ausführen.

Während Sie einatmen, heben Sie die Hände hoch in Richtung Himmel (Abb. 121). Während Sie ausatmen, nehmen Sie die Hände herunter und legen sie wieder auf die Oberschenkel. Wieder einatmen, Hände so hoch heben wie Sie können. Das wiederholen Sie zehnmal.

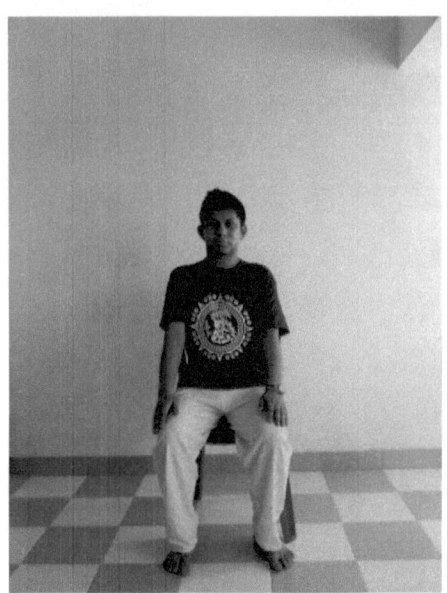 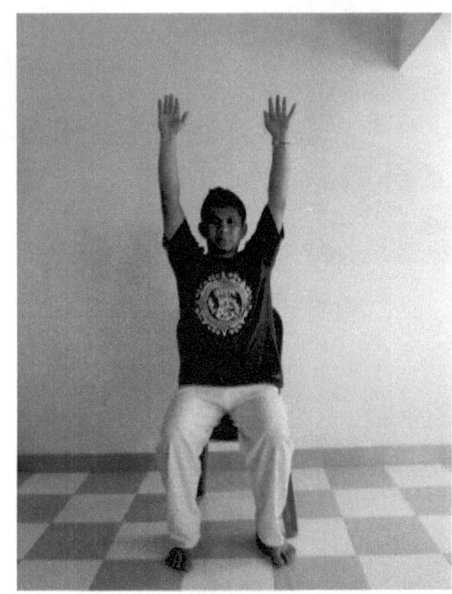

Abb. 120   Abb. 121

Nun beugen Sie die Ellenbogen und nehmen sie nach hinten. Mit der Einatmung ballen Sie die Hände zur Faust. Dabei weiten Sie den Brustkorb von der Mitte aus (Abb. 122). Wenn Sie ausatmen, öffnen Sie die Handflächen, strecken die Hände nach vorn aus, sodass die Arme ausgestreckt sind (Abb. 123). Tun Sie das auf Höhe der Schultern. Beim Ausatmen ziehen Sie den Bauch ein. Das zehnmal wiederholen, dann entspannt sitzen.

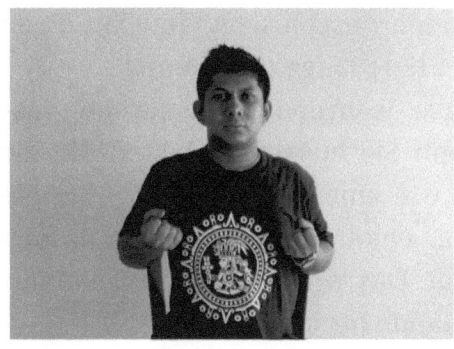
Abb. 122

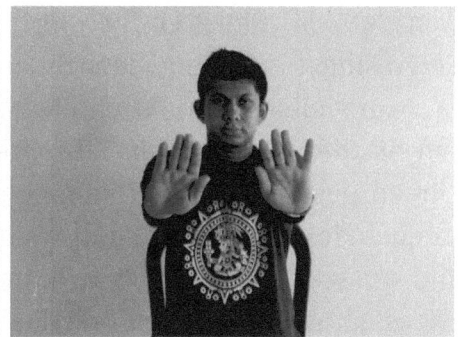
Abb. 123

Bei der nächsten Atemübung werden wir unsere Nasenlöcher abwechselnd benutzen. Mithilfe der Zeigefinger halten wir abwechselnd jeweils ein Nasenloch zu (Abb. 124). Nun halten Sie mit dem Zeigefinger der rechten Hand das rechte Nasenloch zu und atmen durch das linke Nasenloch ein (Abb. 125). Dann halten Sie mit dem Zeigefinger das linke Nasenloch zu, öffnen das rechte Nasenloch und atmen rechts aus. Dann atmen Sie rechts ein, halten das rechte Nasenloch dann zu und atmen links aus. Dann weiter: links einatmen, links zuhalten, rechts ausatmen, rechts einatmen, rechts zuhalten, links ausatmen. Das nennt man Wechselatem.

Sie wiederholen das zehnmal. Der Wechselatem wird immer nach der Ausatmung durch das linke Nasenloch beendet.

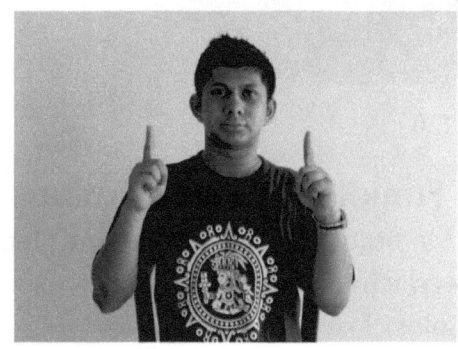
Abb. 124

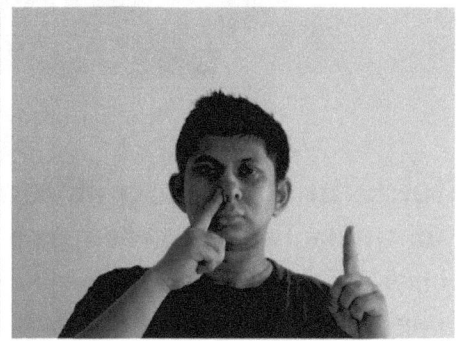
Abb. 125

Weiteratmen. Behalten Sie die Lippen geschlossen. Tun Sie einen tiefen langen Atemzug, danach eine tiefe lange Ausatmung.

Nun weiteratmen durch die Nase. Während der Einatmung fassen Sie die Ohren (Abb. 126). Wenn Sie ausatmen, halten Sie die Lippen geschlossen und summen wie eine Biene. Machen Sie ein summendes Geräusch, dann wieder einatmen, die Ohren anfassen und summen, wie eine Biene summt. Das wiederholen Sie zehnmal. Langsam herauskommen und die Hände herunternehmen.

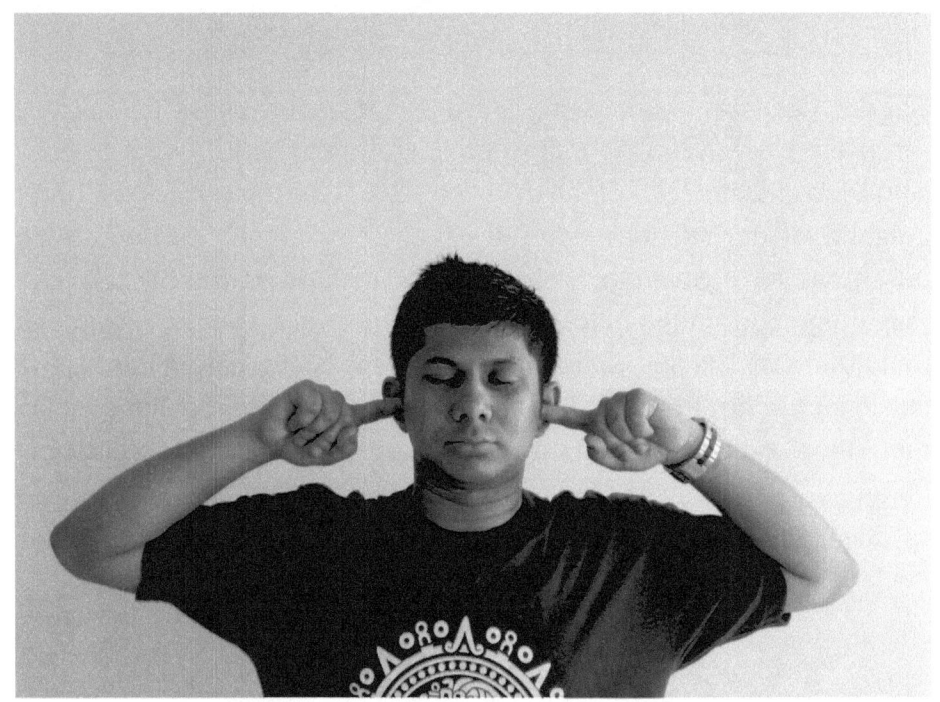

Abb. 126

Steigerung der kognitiven Funktionen (Meditation)

Nun werden wir versuchen, eine Meditation mit Koordination der Finger durchzuführen. Wir wollen erreichen, dass unser Denken zur Ruhe kommt. Wir möchten in uns selbst Frieden finden.

Wir koordinieren unsere Finger, während wir die Laute A, U, M und E singen.

Sie halten den Daumen an den Zeigefinger und sagen A (Abb. 127). Dann halten Sie den Mittelfinger an den Daumen und sagen U (Abb. 128). Dann berührt der Ringfinger den Daumen und Sie sagen M (Abb. 129). Zuletzt berührt der kleine Finger den Daumen und Sie sagen E (Abb. 130). Beginnen Sie nun. Halten Sie Ihre Augen geschlossen. Lassen Sie die Hände auf den Oberschenkeln liegen, die Handflächen weisen nach oben. Nun singen wir mit der Finger-Koordination: A – U – M – E, nochmal, A – U – M – E... Tun Sie das zehnmal.

Halten Sie die Augen geschlossen. Spüren Sie den inneren Frieden. Versuchen Sie, ein Lächeln in Ihr Gesicht zu bringen. Lächeln Sie mit den Augen, mit den Lippen, mit den Wangen. Das ganze Gesicht lächelt. Lächeln Sie mit Ihrem ganzen Körper. Lächeln Sie mit den Händen. Versuchen Sie, glücklich zu sein. Lächeln Sie ihren Körper an. Lächeln Sie Ihre Seele an. Lächeln Sie Ihre Gedanken an.

Allmählich öffnen Sie die Augen.

Dann kommen Sie langsam heraus.

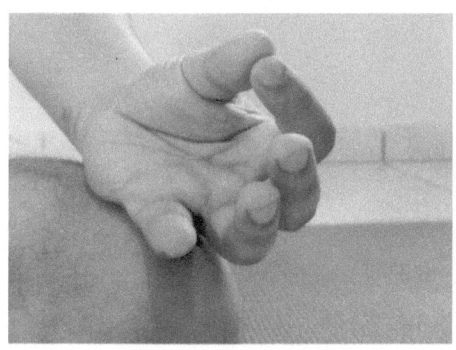
Abb. 127

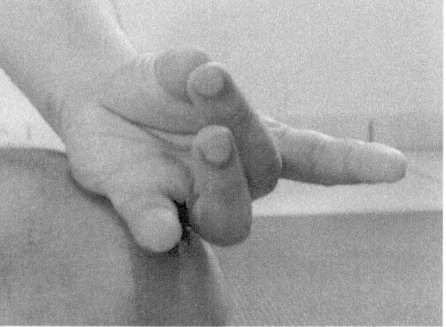
Abb. 128

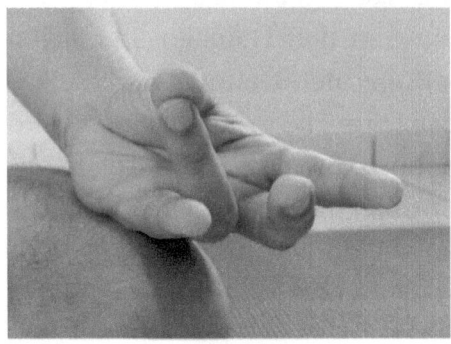 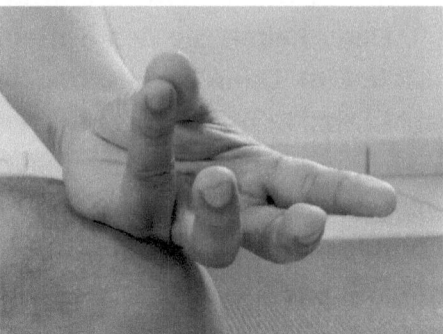

Abb. 129　　　　　　　　　　Abb. 130

Hiermit endet das Programm Yoga 2.

Man kann beide Programme (Yoga 1 und Yoga 2) mischen, je nachdem, wie Sie es benötigen und wie Ihr Interesse ist.

Parkinson-Yoga kann noch individueller durchgeführt werden, je nach Gesundheitsproblem, Alter und Lebenssituation. Für weitere Informationen wenden Sie sich an mich. Ich werde Sie gern beraten und Ihnen weiterhelfen.

TEIL 3 –
SELBSTHILFE

Selbsthilfe ist die beste Hilfe. Niemand kann einer Person helfen, wenn diese nicht Verantwortung für sich übernimmt und selbst aktiv wird.

Kapitel 8: Praktische Lösungen für Parkinson-Patienten

Leben mit Tremor.

Keine Kontrolle ist die beste Kontrolle. Versuchen Sie nicht, das Zittern zu kontrollieren. Akzeptieren Sie das Zittern. Versuchen Sie, es mit Liebe zu fühlen. Denken Sie, dass es einen speziellen Tanz gibt, der Tremor heißt.

Nehmen wir an, Sie wollen eine Tasse mit der rechten Hand halten, aber die kann das nicht. Dann nehmen Sie die linke Hand, die keinen Tremor hat. Die Yoga-Philosophie besagt, dass es viele Wege gibt, das Ziel zu erreichen. Wenn beide Hände Tremor haben, können Sie Ihren Mund benutzen, um die Tasse näher zu sich heranzubringen.

Wenn Sie auf einem öffentlichen Platz sind, versuchen Sie nicht, Ihren Tremor zu verbergen. Sie brauchen sich dessen nicht zu schämen. Seien Sie einfach dort. Freuen Sie sich an der Aufmerksamkeit und Neugier, die Ihnen die anderen Menschen entgegenbringen.

Eine andere praktische Art, mit Tremor umzugehen, ist, den zitternden Körperteil festzuhalten. Wenn die linke Hand Tremor hat, nehmen Sie ihre rechte Hand und halten die linke fest.

Die Yoga-Therapie vermag das Gehirn zu entspannen. Wenn Sie beginnen zu zittern, können Sie unterschiedliche Atemtechniken nutzen: Summen Sie wie eine Biene. Sie können auch die tiefen Atemzüge der Bauchatmung durchführen oder eine andere Yoga-Atemtechnik.

Umgang mit der Muskelsteifheit

Immer wenn Sie Ihre Muskeln dehnen oder Ihren Körper anstrengen, drehen oder beugen, sollten Sie ausatmen. Praktizieren Sie die Anregungen in diesem Buch. Benutzen Sie die Yoga-Techniken, und führen Sie die Bewegungen nach Ihren Bedürfnissen aus ohne Stress oder Druck in den Muskeln oder im Denken.

Denken Sie nicht, diese Bewegung ist richtig und die andere vielleicht falsch. Führen Sie die Bewegungen einfach aus, so gut Sie können. An einem Tag gelingt es Ihnen ganz leicht. Das ist gut. An einem anderen Tag gelingt Ihnen eine Übung vielleicht nicht. Dann ist das auch gut.

Stellen Sie sich einfach vor, dass Sie sich bewegen. Aber tun Sie das ohne jeden Stress in den Muskeln oder im Denken.

Yoga-Tanzen und Parkinson

Yoga hat eine tiefe Verbindung zum Tanzen im ursprünglichen Sinn. Was ist Tanz? Tanzen bedeutet, innere Gefühle auszudrücken, sich mitzuteilen durch Bewegung. Es bedeutet Rhythmus mit Bewegung. Yoga bedeutet zu vereinen. Wenn Ihr Ausdruck, Ihr Rhythmus, Ihre Bewegungen verbunden sind mit Ihrem Körper, Ihren Gedanken, Ihren Emotionen, Ihrer Seele und diese sich zur selben Zeit miteinander vereinen, dann ist das Yoga-Tanzen.

Wenn Sie in einem Rollstuhl sitzen und nicht gehen können, dann tanzen Sie einfach mit Ihren Schultern, mit den Händen, mit dem Gesichtsausdruck und mit dem Kopf. Wenn Sie schon bettlägerig sind, dann denken Sie sich Bewegungen aus, stellen Sie sich Bewegungen vor und meditieren Sie über das Tanzen.

Nehmen Sie einfach eine Musik und tanzen Sie frei, ohne an die Schritte zu denken. Kümmern Sie sich nicht um verschiedene Methoden des Tanzens. Kümmern Sie sich auch nicht darum, was die anderen Leute denken werden. Tanzen Sie einfach, ohne darüber nachzudenken.

Aufstehen, hinsetzen, sich zur Seite drehen

Manchmal ist es schwierig, von einem Stuhl oder aus dem Bett aufzustehen. Manchmal ist das Drehen zur Seite problematisch. Denken Sie oder stellen Sie sich vor, Ihr Körper wäre ein Schaukelstuhl. Wenn Sie auf einem Stuhl sitzen, nehmen Sie ganz vorne auf dem Stuhl Platz. Dadurch haben Sie etwas Raum nach hinten. Dann schaukeln Sie drei- oder viermal hin und her, und beim fünften Mal benutzen Sie gerade den Moment der Schaukelbewegung dafür, um den Körper auf die Füße zu stellen. Dazu brauchen Sie nicht die Kraft der Knie einzusetzen. Versuchen Sie, die Kraft des unteren Rückens zu benutzen. Wenn wir stehen, benutzen wir normalerweise die Unterstützung der Knie.

Wenn Sie im Bett liegen, benutzen Sie Hals und Rücken zum Schaukeln, um sich aufzusetzen und vom Bett aufzustehen.

Wenn Sie sich im Bett umdrehen wollen, beugen Sie die Beine, ziehen die Knie zur Brust, halten Sie die Hände auf die Knie und drehen sich mit der Ausatmung zur Seite. Wenn Sie das nicht schaffen, tun Sie das in der Vorstellung, denken Sie einfach, Sie würden das tun. Das wird Sie im Laufe der Zeit dazu motivieren, diese Bewegung ohne Hilfe von anderen wieder ausführen zu können.

Hilfe beim Gehen

Versuchen Sie, einfach zu gehen, und denken Sie nicht daran, dass Ihre Bewegungen ins Stocken geraten könnten (Freezing).

Einatmen – ein Schritt. Ausatmen – wieder ein Schritt.

Wenn Sie das einige Male geübt haben, können Sie eine Yoga-Technik hinzufügen: Bharaman Pranayam. Das ist eine Atemtechnik, die Gehen und Atmung koordiniert.

Machen Sie z. B. einen Spaziergang am Morgen und am Abend. Gehen Sie in einen Park, der frei von Nebel und Autoabgasen ist. Wenn der Park für Sie unerreichbar erscheint, weil Sie so weit nicht laufen können, gehen Sie in den Garten oder öffnen Sie in Ihrer Wohnung die Fenster, Hauptsache, Sie atmen frische Luft.

Der Körper muss während des Gehens aufrecht gehalten werden: Hals und Kopf und Wirbelsäule in einer Linie. Die Atmung sollte langsam, tief und gleichmäßig sein. Atmen Sie rhythmisch. Koordinieren Sie Ihre Schritte mit dem Atem. Zählen Sie mental die Dauer Ihrer Atemzüge:

Denken Sie während der Einatmung 1, 2, 3, 4. Gleich nach der vollen Einatmung lassen Sie Ihre Ausatmung in derselben Weise geschehen, aber steigern Sie das Zählen und die Schritte auf 1, 2, 3, 4, 5, 6.

Sie gehen also vier Schritte während der Einatmung und sechs Schritte während der Ausatmung.

Anfänger und Kranke können mit der gleichen Anzahl rhythmischer Schritte beginnen. Zum Beispiel während der Einatmung zwei Schritte tun und die nächsten zwei Schritte während der Ausatmung. Alle Schwierigkeiten werden in einigen Wochen verschwinden, und dann sind Sie in der Lage, zu gehen wie oben beschrieben.

Wenn Sie bemerken, dass 4/6 Schritte Ihnen sehr leicht fallen, können Sie Einatmung und Ausatmung steigern auf sechs Schritte bei der Einatmung und acht Schritte bei der Ausatmung. Das führen Sie einige Wochen durch. Wenn Sie sogar diese Stufe gut meistern, können Sie steigern auf acht und zwölf Schritte und zuletzt auf 12 und 18 Schritte für Einatmung und Ausatmung. Das ist normalerweise die Obergrenze des Möglichen.

Nachdem Sie Ihre persönliche Grenze erreicht haben, brauchen Sie die Schritte nicht mehr zu zählen. Sie setzen einfach Ihre Spaziergänge fort, indem Sie im gewohnten Rhythmus schreiten und dabei sanft, ruhig und gleichmäßig nach Ihrer Möglichkeit atmen.

Wenn Sie das zwei oder drei Jahre regelmäßig zu Ihrer Gewohnheit gemacht haben, wird es Ihnen nichts ausmachen, sagen wir etwa eine Stunde ohne Unterbrechung und ohne Pause so zu wandern. Diese Wander-Atemtechnik wird Ihre Gehfähigkeit verbessern in Momenten, in denen die Bewegung ins Stocken gerät (Freezing). Aber Sie müssen diese Übungen regelmäßig durchführen. Denken Sie nicht an Freezing. Machen Sie einfach einen Schritt mit einem Atemzug. Halten Sie den Atem nicht an. Einfach gehen, ohne zu denken.

Schluckfähigkeit verbessern
Führen Sie Gesichts-Yoga aus (sehen Sie nach bei Yoga 1 und Yoga 2).

Fallen
Fallen Sie wie ein Baby oder wie eine Katze. Wenn Sie fallen, haben Sie keine Angst und machen Sie sich nicht steif. Versuchen Sie, die Schwerkraft zu verringern. (Man muss lernen, wie fallen möglich ist. Lernen Sie das richtige Fallen von der Jiu Jitsu- und Aikido-Kunst, wenn Sie sich dafür interessieren, wie deren Trainer es lehren. Legen Sie Unterbrechungen in das Fallen. Sie können versuchen, sich irgendwo festzuhalten, z. B. an einer Wand, oder erfassen Sie irgendwelche Dinge, die den Aufprall des Fallens verringern. Verlieren Sie nicht die Fassung. Entspannen Sie und fallen Sie wie ein Wasserfall, ohne sich selbst zu verletzen.

Mit jedem Fallen stehen Sie noch aufrechter wieder auf. Fehlschläge lehren uns mehr als Erfolg.

Depression
Praktizieren Sie Lach-Yoga, wenn Depression Sie überkommt (sehen Sie dazu den Punkt Lach-Yoga in Yoga 1 oder 2).

Schmerz und mentale Unbeweglichkeit
Wenn Sie an Ihre Schmerzen denken und sich darauf konzentrieren, wird der Schmerz schlimmer. Mutter Erde hat so viele Schmerzen. Die Menschen stehlen ihr das Erdöl. Es gibt Sturm und andere Naturkatastrophen und vieles mehr. Aber Mutter Erde fühlt sich nicht gestört.

Wenn Sie Ihre Gedanken nicht auf Ihren Schmerz ausrichten, können Sie besser damit umgehen.

Folgende Yogatechnik ist in dieser Angelegenheit hilfreich: Nehmen wir an, Ihr linkes Knie schmerzt. Wenn Sie sich auf das Knie konzentrieren und nur an das Knie denken, dann bleibt der Schmerz. Nun beobachten Sie zur selben Zeit auch das rechte Knie und andere Gefühle im Körper. Was für Geräusche können Sie hören, wie ist Ihr Atem? Wie fühlt sich Ihre Kleidung an?

Es ist nicht allein der Schmerz, der in diesem Moment geschieht. Es sind Tausende andere Gefühle da, die gleichzeitig geschehen. Deshalb konzentrieren Sie sich auf den Fluss der Gefühle, nicht ausschließlich auf Ihre Schmerzen.

Das ist schwer zu bewältigen. Einige leichtere Techniken, wenn Sie mentale Schmerzen haben, sind sich abzulenken mit Musik, Gespräche mit anderen Menschen führen, die noch größere Schmerzen oder mehr Probleme haben als Sie – hören Sie ihnen zu.

Oder entwickeln Sie ein neues Hobby wie Malen, oder werden Sie Mitglied in einer Gruppe die Sterne beobachtet. Oder lesen Sie Nachrichten und Geschichten von armen Menschen aus armen Ländern.

Problembewältigung

Parkinson ist eine Erkrankung mit einer Störung des Bewegungsapparates. Es ist hilfreich, Yoga 1 (Yoga für bewegliche Patienten) oder Yoga 2 (Yoga für weniger mobile Patienten) zu praktizieren, um bessere Beweglichkeit zu erlangen. Das wird auch die Lebensqualität erhöhen.

Einige der Probleme, die Parkinson- Patienten täglich zu überwinden haben seien hier erwähnt:

a. **Kleine Schritte:** Wir lernen in unserer frühen Kindheit gehen. Wir denken nicht über das Gehen nach, wir gehen einfach. Wenn es also schwierig ist zu gehen, denken Sie gerade nicht darüber nach, dass das ein Problem Ihrer Parkinsonerkrankung ist. Gehen Sie einfach. Einatmen und einen Schritt gehen, ausatmen den nächsten Schritt gehen. Oder einatmen, zwei Schritte gehen, ausatmen zwei Schritte gehen.

Wenn Sie Linien auf dem Boden finden, benutzen Sie diese für Ihre Schritte. Gehen Sie auf den Linien oder versuchen Sie größere Schritte über die Linien hinweg zu machen. Einfach gehen und nicht darüber nachdenken. Wenn Sie bei Ihren Gehübungen Pausen einlegen müssen, beobachten Sie während der Pause Ihren Atem, dann gehen Sie weiter. Allmählich wird die Koordination Ihrer Schritte besser.

b. **Freezing**: Wenn ein Parkinson-Patient mit den Bewegungen ins Stocken kommt (Freezing), dann ist der Metabolismus gestört, er wechselt zu schnell. Wenn es gelingt, diese Funktion zu verlangsamen oder auszugleichen, lernt man, damit umzugehen. Eine Möglichkeit ist, wenn Freezing passiert, sich nicht zu bemühen, jetzt in Bewegung kommen zu wollen. Nehmen Sie einfach einen langen, tiefen Atemzug und atmen Sie dann sehr langsam wieder aus. Danach halten Sie den Atem an, so lange es angenehm für Sie ist. Dann atmen Sie wieder ein und wiederholen diese Übung fünfmal. Erst danach versuchen Sie, langsam normale Bewegungen durchzuführen. Sie können sich auch hinknien und für ein paar Schritte auf den Knien sich fortbewegen. Dann versuchen Sie wieder aufzustehen. Oder machen Sie ein paar Schritte seitlich, um sich zu deprogrammieren. Starten Sie dann neu mit dem Gehen.

c. **Tremor**: Nehmen wir an, Ihre rechte Hand zittert. Nun ist es schwierig zu schreiben. Wenn der Tremor beginnt, versuchen Sie nicht, das mit Ihrem Denken zu kontrollieren oder zu steuern. Akzeptieren Sie es einfach. Lassen Sie es geschehen, wie es ist. Versuchen Sie, die zitternde Hand mit der anderen Hand zu halten. Führen Sie die Bauchatmung aus. (Yoga 1) Wenn irgendein Teil Ihres Körpers zittert, das müssen Sie einfach akzeptieren. Nehmen Sie es leicht. (take it easy) Versuchen sie, es anzufassen, festzuhalten, zu stützen.

d. **Sabbern und Probleme beim Schlucken:** Wenn Speichel herauskommt oder aus dem Munde tropft, pfeifen Sie. Pfeifen Sie, so oft Sie können. Denken Sie nicht darüber nach, ob das gut klingt. Egal, ob ein Pfeifton kommt oder nicht, Sie pusten einfach die Luft aus. Um die Qualität der Fähigkeit des Schluckens zu verbessern, machen Sie Gesichts-Yoga. Besonders die Bewegungen der Zunge sind wichtig.

e. **Aufstehen vom Stuhl:** Einige Patienten haben Schwierigkeiten, vom Stuhl aufzustehen und auf die Beine zu kommen. Man kann die Rock-'n'-Roll-Bewegungen benutzen, um vom Stuhl hochzukommen und aufzustehen. Sie können die Bewegungen nach Ihren Bedürfnissen verändern. Schaukeln Sie ein wenig auf Ihrem Stuhl, und im Moment des Schaukelns kommen Sie zum Stehen.

f. **Depression:** Wenden Sie Lach-Yoga an. Sie können das eine halbe Stunde durchführen. Lachen Sie jeden Tag eine halbe Stunde. Bauen Sie einen Lachclub auf. Laden Sie Familienmitglieder und Freunde dazu ein. Verabreden Sie sich an Wochenenden und lachen Sie.

Kapitel 9:
Klinisches Verfahren

Eines Tages fragte ich meinen Professor: „Warum haben Sie veranlasst, dass Ayurveda und Yoga in einem deutschen Krankenhaus in dieser ernsthaften Weise in die Behandlung einbezogen wurde?" Ayurveda ist in Europa und auch in amerikanischen Hotels als Wellnessmethode bekannt und akzeptiert, und es gibt noch viele weitere Wege der Behandlung aus der Naturheilkunde und der Komplementärmedizin. Meine Frage lautete: „Warum möchten Sie Ayurveda und Yoga wie Medizin als Heilmethode anwenden?"

Er antwortete: „Nachdem ich mich 40 Jahre mit Neurologie beschäftigt hatte, wurden mir die Grenzen der modernen Medizin bewusst. Die moderne Medizin ist gut im Bereich der Operationen und in der Antibiotikatherapie, aber bei Erkrankungen wie Parkinson, die den gesamten Lebensstil betreffen, erzielen Behandlungen ausschließlich mit Medikamentengaben leider nicht die gewünschten optimalen Ergebnisse. Deshalb begann ich, mich für alternative Behandlungsmethoden wie Ayurveda und Yoga zu interessieren.

Es war sehr interessant zu erfahren, dass schon vor vielen Tausend Jahren Ayurvedische Ärzte in der Lage waren, die Diagnose zu stellen, nur indem sie verschiedene Arten, den Puls zu erfühlen und zu messen anwendeten. Kostspielige medizinische Apparaturen waren ihnen fremd. Sie fanden eine Pflanze: Mucuna pruriens (Juckbohne), die L-Dopa in natürlicher Form enthält.

Und Yoga arbeitet mit seinen nicht-medizinischen Behandlungsformen ohne Chemie und Medikamente, um den Menschen auf einfache Weise natürlich zu helfen."

Yoga und Ayurveda konnten ihre Heilkraft immer wieder bei Patienten, die erfolgreich behandelt wurden, unter Beweis stellen.

Derzeit gibt es keinerlei medizinische Geräte, die in der Lage wären, alle Wirkungen von Yoga und Ayurveda zu messen und damit Beweise zu liefern.

Glücklicherweise sind bereits einige der Yoga- und Ayurveda-Erfolge messbar und damit bewiesen.

In der Regel kommen Patienten etwa 18 bis 21 Tage. Am ersten Tag wird eine Darmspiegelung (Koloskopie) durchgeführt, um den Zustand des Dickdarms des Patienten zu bewerten. Die Ernährung während der nächsten 21 Tage der Kur ist ayurvedisch, meist veganes Essen. Über den Tag verteilt werden andere Therapien durchgeführt. Wenn 21 Tage Kurverlauf verstrichen sind, wird bei dem Patienten der Dickdarm wieder überprüft, um zu messen, ob diese Therapie Fortschritte erbrachte.

Mit diesen Ergebnissen wurden klinische Studien durchgeführt.

Eine andere Möglichkeit der Beurteilung ergibt der Geruchstest. An den ersten Tagen der Kur wird ein Geruchstest durchgeführt. Dann wird eine Ayurveda- Behandlung der Nase gegeben, die die Gehirnfunktion verbessert. Im Anschluss daran wird dieser Test der Geruchswahrnehmung wiederholt. Wir konnten messen, dass die Wahrnehmungsfähigkeit über das Riechen des Patienten durch die Ayurveda-Behandlung der Nase tatsächlich gesteigert wurde.

Therapiekonzept und Infrastruktur der Neurologie- und Komplementär-Klinik

Mittlerweile wissen viele Menschen, dass die übliche moderne Medizin an ihre Grenzen gestoßen ist. Leider ist es so, dass die moderne Medizin chronischen Erkrankungen oft ratlos gegenübersteht und keine oder nicht ausreichende Heilmethoden zur Verfügung stehen. Deshalb entsteht zunehmend Interesse der Menschen für komplementärmedizinische Methoden.

Komplementärmedizin bedeutet: Zwei medizinische Systeme werden zugleich angewendet, damit sie einander ergänzen. Hier werden moderne Medizin, ayurvedische Medizin und Yoga miteinander verbunden, zusätzlich zur konventionellen Medizin, um optimale Ergebnisse zu erzielen. Die Erfahrungen von Ayurveda und Yoga bestehen seit 5000 Jahren. Heutzutage wird es möglich, neue Wege bei der Behandlung mit komplementärmedizinischen Methoden zu beschreiten und bahnbrechende neue Behandlungsmethoden zu entwickeln.

In der Klinik werden modernste technische Geräte für Diagnose und Entwicklung der Behandlungsverfahren eingesetzt, damit Ayurveda und Yoga zusammen mit moderner Medizin als Therapie wirksam werden.

Ziel der Therapie von primär motorischen Störungen wie bei Parkinson, Multipler Sklerose und entzündlichen Polyneuropathien

Der Schwerpunkt der Behandlung bei diesen Patienten ist die Bewegungstherapie. Neben der bisher üblichen Gabe von Medikamenten auf Basis der modernen Medizin werden Yoga (Körperhaltung, Atemtechniken, Meditation) und Massagen angewendet. Außerdem werden Physiotherapie, Ergotherapie, Sporttherapie, Logopädie und Psychotherapie durchgeführt.

Das wird unterstützt durch ayurvedische Diät, größtenteils in veganer Form. Je nach Bedarf wird die Nahrung an die Bedingungen des Patienten angepasst, wie zum Beispiel bei Diabetes und Gewichtsproblemen.

Übereinstimmende Auffassung

Yoga und Ayurveda-Medizin sind der Meinung, dass die Parkinson-Erkrankung in einem frühen Stadium in der Region des Riechorgans und des Magen-Darm-Traktes beginnt. Die Magen-Darm-Störung besteht schon mindestens zwölf Jahre, bevor die motorischen Störungen eintreten. Dies steht auch im Einklang mit den Ansichten der ayurvedischen Medizin, die schon vor vielen Tausend Jahren entgiftende Maßnahmen und L-Dopa-haltige Zubereitungen als innere Medizin verwendete. Bezugnehmend auf diese Ayurveda-Erfahrungen aus alter Zeit, werden in diesem Krankenhaus jetzt Riechstörungen und Probleme des Magen-Darm-Traktes erfolgreich behandelt.

Allgemein wird davon ausgegangen, dass bei der Mehrheit der Parkinson-Patienten die Krankheit durch eine genetische Komponente und eine chronische Vergiftung verursacht wurde. Die Klinik versucht Lösungen für die toxische Komponente zu finden, zumal die genetische Ursache zurzeit nicht behandelbar ist.

Ziel der Arbeit mit Yoga ist der Versuch, Heilung zu erreichen.

Yoga ist eine nicht-medizinische Behandlungsform für den Menschen, die keine chemischen Medikamente benutzt. Ziel des Yoga ist körperliche Flexibilität (Arthrose-Prophylaxe), Stressabbau durch Atemschulung, Regulierung des Herz-Kreislauf-Systems (Bluthochdruck normalisieren), Steigerung der körperlichen Energie (physische Energie wird in den Mitochondrien produziert).

Eine wesentliche Ursache für zahlreiche Krankheiten ist ein zu geringes Maß an Energie. Durch Steigerung der Lebensenergie versucht Yoga die Qualität des Lebens und der Bewegungen der Patienten zu verbessern.

Grundgedanken der ayurvedischen Medizin

Grundgedanke der ayurvedischen Medizin ist Folgendes: Das Ungleichgewicht der Körperenergien verursacht Toxine im Körper. Diese Giftstoffe tragen erheblich zur Entstehung chronischer Krankheiten bei. Abhängig von dieser Diagnose und den therapeutischen Bedürfnissen versuchte man, Entgiftung herbeizuführen. Zu diesem Zweck wurden Massagen, Dampftherapie, therapeutische Einläufe und Entgiftung über die Nase angewendet.

Die Therapiestätte

Drei Neurologen, zwei Ärzte der Allgemeinmedizin, zwei Ayurveda-Ärzte, Ernährungsberater, zehn erfahrene Krankenschwestern, ein Yoga-Lehrer, acht Therapeuten und Psychologen arbeiteten zusammen, um den Heilungsvorgang zu unterstützen.

Eine Station mit mehr als 20 Betten stand zur Verfügung. Im Hause gab es einen gemeinsamen Essplatz, auch wohnliche Ecken für gemeinsame Beschäftigungen wie Spiele, um die Feinmotorik zu verbessern, waren vorhanden, außerdem gab es sogenannte Indoor-Spiele, an denen sich die Patienten gern beteiligten.

In der Yoga-Halle wurde auch Tango-Unterricht angeboten. Dadurch hatten die Patienten Gelegenheit, ihre Fähigkeiten mit der Balance auf angenehme Art zu verbessern.

Die Therapiestätte war ein Ort, zu dem die Patienten gerne zurückkamen. Einige bevorzugten Yoga, andere kamen wegen der Massagen und/oder der Gemeinsamkeit: die Mahlzeiten in Gesellschaft zu genießen und die Aktivitäten wie Spiele und Tanz, eben die Gemeinschaft mit anderen ebenfalls Betroffenen zu erleben.

Kapitel 10:
Briefe von Patienten

Meine Patienten gaben mir ihre Bilder und Musik-CDs. Oft sandten sie mir Briefe und Karten. Diese Mitteilungen waren sehr privat. Mit ihrer Erlaubnis möchte ich einige in diesem Buch mit Ihnen teilen. Wann immer ich diese Briefe lese, bin ich dankbar, Teil des Prozesses ihrer Heilung zu sein.

Ich bedanke mich bei Herrn Ray für die ausgezeichnete Behandlung mit Yoga-Übungen. Ich werde sie zu Hause weiterbetreiben. Hans

Raja Ray hat mich zum Yoga geführt. Das werde ich nie vergessen. Der westliche Mensch braucht Yoga.
In Dankbarkeit,
Wolfgang

Herr Raja Ray hat mir durch Yoga sehr geholfen. Innerhalb von zweieinhalb Wochen konnte ich sehr viel besser gehen (meine Schritte wurden wieder länger). Das Gleichgewicht hat sich ebenfalls deutlich verbessert. Meine Sprache wurde wieder verständlicher. Die Mimik verbesserte sich deutlich. Die Atmung wurde viel besser. Herr Ray konnte sein Wissen sehr gut weitergeben. Ich bin ihm zum größten Dank verpflichtet. Eckart

Herr Ray hat mich vom Feinsten massiert. So bin ich wieder mobilisiert. Dazu hat Yoga ebenfalls beigetragen. Ich bin gespannt auf die Beantwortung weiterer Fragen in seinem geplanten Buch. Ich wünsche ihm weiterhin Erfolg auf seinem späteren Lebensweg. Gernot

Ich war verzweifelt und ging ganz krumm,
das war dem Raja Ray viel zu dumm,
er holte seinen Öltopf, machte das Öl warm,
massierte mich von Kopf bis Fuß und den Arm.

Tag für Tag muss das so gehen,
jetzt kann ich wieder gerade stehen.
Auch das Yoga, was er mich lehrte,
ist eines Lobes wert.

Ich wünsche dir auf all deinen Wegen alles Gute
und viel Gesundheit.
In Dankbarkeit,
Friedhelm

Ich bin sicher, dass Yoga mir helfen wird, meine Gelenke besser zu bewegen, meine gesamte Beweglichkeit zu erhöhen und eine ruhige Ausgeglichenheit zu erreichen. Danke an Raja Ray, der mich mit Yoga vertraut gemacht hat. Ich werde dabei bleiben. Karl Dieter

Yoga und die ayurvedische Ernährung werden ein integraler Bestandteil meiner Lebensweise sein. Herr Ray hat mir den Weg gewiesen. Ich bedanke mich. Arthur

Lieber Raja,
gerne blicke ich auf meinen Kuraufenthalt im evangelischen Krankenhaus in Hattingen zurück. Dabei werden vor allem die Begegnungen mit den Menschen im Gedächtnis haften bleiben. Deine Betreuung, die durch Geduld und Gelassenheit geprägt war, hat mich stark beeindruckt. Ich werde daher die Zeit, in der du mich unter deine Fittiche genommen hast, sicher nicht vergessen. Ich freue mich daher schon heute auf meinen nächsten Aufenthalt in Hattingen und auf das Wiedersehen mit Dir. Dir persönlich wünsche ich natürlich alles erdenklich Gute.

Bis dahin, Dein Patient, der immer wieder vergisst, die Augen zu schließen.
Manfred

Lieber Raja,
bei meinem Aufenthalt im Evangelischen Krankenhaus, Neurologie 1 und Komplementärmedizin, bei Prof .Dr. . Przuntek haben die menschliche Atmosphäre, die Behandlungen zusammen mit der ayurvedischen Ernährung sowie die räumlichen Gegebenheiten mein Wohlbefinden deutlich gesteigert.

Im Rahmen der Übungen zur körperlichen und geistigen Fitness habe ich dich, lieber Raja, bei Yoga-Übungen mit mehreren Teilnehmern und bei der Abhyanga/ Entschlackungsmassage kennengelernt. Die Art deiner Führung mit Erklärungen war ein Genuss!

Ich möchte aber nicht versäumen, von einem Ereignis während der Massage am Dienstag zu berichten. Kurz vor Ende der Sitzung habe ich Dir erzählt, dass ich einen Muskelkater in der rechten Schulter und dem rechten Oberarm verspüre. Du hast dann den Handballen sehr fest und schnell über den Oberarm gezogen. Dann hast Du gesagt: „Der Muskelkater ist jetzt weg!" Der Muskelkater war wirklich verschwunden! Rolf

Lieber Raja Ray!
Sie sind so präsent im Yoga, dass es mir immer wieder gelingt, im Hier und Jetzt und in meinem Körper zu sein. Wunderbar!
Ihr inneres Licht hat mich mitgenommen.
Von Herzen Dank!
Barbara

Es wäre wunderbar, wenn es Ihren Gesang der Hymne auf CD gäbe, vielleicht sogar eine ganze Sitzung! Vielleicht mögen Sie Bescheid geben, wenn es möglich ist, am Yoga ambulant teilzunehmen.
– Kristina

Lieber Raja Ray,
Sie haben durch Ihre ruhige Art mir sehr geholfen, den Kopf auszuschalten! Yoga hat mir sehr gut gefallen, und ich werde es zu Hause weitermachen. Ich fühle jetzt viel mehr Energie in mir. Herzlichen Dank! Ich hoffe sehr, dass ich im nächsten Jahr wieder hier sein kann. Margit

Lieber Raja Ray,
als ich das Krankenhaus betrat, war ich voller Zweifel, ob das alles einen Sinn hat. Heute am letzten Tag muss ich sagen, dass ich wie ein Neugeborener wieder in den Alltag zurückkomme. Und Du hast einen wesentlichen Anteil daran!!!
Danke dafür!
Werner

Schlussbetrachtung

Management und Behandlung der Parkinsonerkrankung nur durch ein Buch ausführlich darzustellen, ist schwierig. Parkinson ist eine Erkrankung des gesamten Körpers, die sich allmählich in vielen Jahren entwickelt.

Ein Buch zu lesen, genügt nicht. Die auf diese Weise erworbenen Kenntnisse müssen durch direkte Gespräche in Frage und Antwort gefestigt und erweitert werden. Nur so kann man mitteilen (und verstehen) worum es geht.

Durch Yoga und Ayurveda gewinnt man eine andere Einstellung zum Leben. Man versteht seinen Körper und die Bewegungsmöglichkeiten, das setzt voraus, dass ein Denkprozess stattgefunden hat.

In Zukunft werde ich versuchen, Workshops mit Parkinson-Patienten durchzuführen, direkt mit Parkinson-Patienten in Verbindung zu kommen und mit ihnen zu arbeiten. Es kann auch sein, dass ich versuche, den Patienten nahezubringen, wie man gesunde Kost zubereitet, also leckeres Essen kocht, das zur Heilung beiträgt. Mit vollwertiger Ernährung ist es möglich, das vollkommene Potenzial unseres Körpers zu erschließen.

Es dauerte viele Jahre, dieses Buch zu schreiben. Nach einem Vollzeitpensum der Tages Arbeit in einem Krankenhaus musste ich in einem mir fremden Land die deutsche Sprache erlernen. Es war schwierig Zeit zu finden, um sich hinzusetzen und zu schreiben. Aber meine Freunde und die Patienten gaben mir die Motivation.

Immer noch lehre ich Yoga für Parkinson-Patienten und lerne von ihnen.

Was auch immer ich entwickeln und lernen kann, ich werde auch in Zukunft mich bemühen, dieses Ihnen allen mitteilen zu können.

Raja Ray
Sie erreichen mich per E-Mail an
hatyog@gmail.com

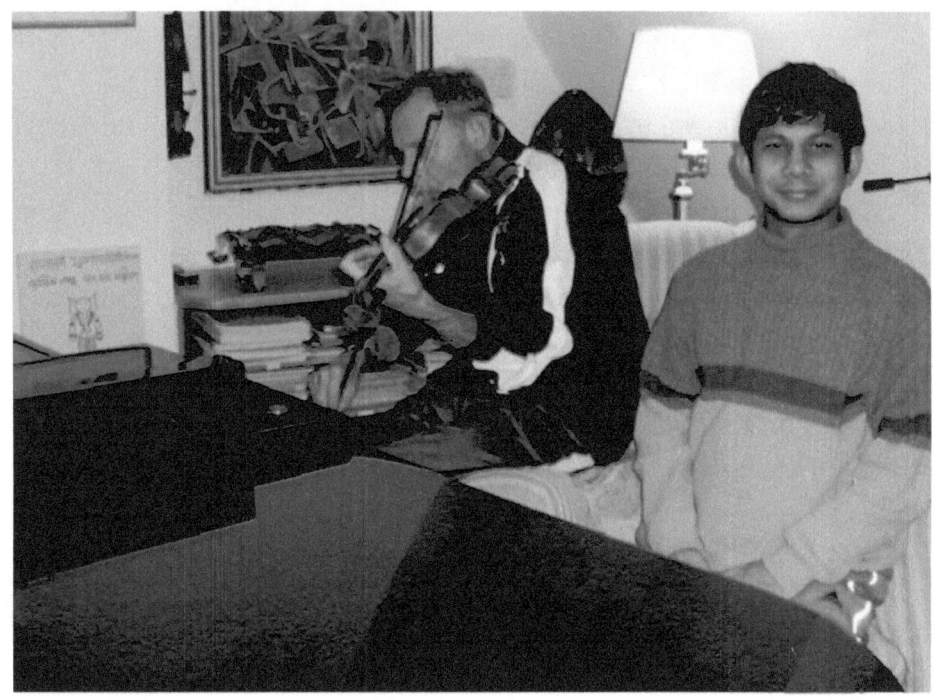

Über den Autor

Raja Ray wurde in Serampore, Indien, geboren. Er lernte schwimmen im Fluss Ganges, kletterte in Kokosnusspalmen und wanderte in den Himalaya-Bergen von der frühen Kindheit an mit seiner Familie. Das Hobby seines Vaters war Bergsteigen und beruflich war dieser tätig in einer Bank.

Von seiner Mutter lernte er Yoga und Ayurveda und indische Philosophie. Sie war eine Mathematiklehrerin und auch seine Lehrerin für den Kopfstand. Raja machte seinen Universitätsabschluss in Literatur, Geschichte und Philosophie.

Von seinen frühen Kindheitstagen an besuchte er viele Ashrams, lernte viele Yogis und Sadhus kennen. Nachdem er seine Yoga-Lehrerausbildung beendet und Ayurveda-Panchakarma in Kerala studiert hatte, lebte er zunächst in Ashrams. Es gab Angebote, dass er Mönch hätte werden können, aber er liebte es zu reisen und arbeitete dann für eine Weile in der Bank. Aber das war nicht der richtige Weg für ihn.

Für die nächsten fünf Jahre arbeitete er in verschiedenen Kliniken und Fünf-Sterne-Hotels und ist jetzt seit acht Jahren in Deutschland. Zunächst war er hier tätig im Bereich Neurologie und Komplementärmedizin und seit fünf Jahren im Institut für Diagnostik-, Präventiv- und Sportmedizin.

Er praktiziert seit 26 Jahren Yoga, und seit zwölf Jahren lehrt er auch Yoga und Ayurveda.

Literatur

A. G. Mohan: „Yoga-Therapie. Gesund und leistungsfähig durch Yoga und Ayurveda"

Swami Satyananda Saraswati: „Asana, Pranayama, Mudra and Bandha"

Luise Woerle: „Yoga as Therapeutic Exercise: A Practical Guide for Manual Therapist"

Swami Karmananda: „Yogic Management Of Common Diseases"

Krishna Raman: „Yoga and Medical Science"

William J. Weiner/Lisa M. Shulman MD/Anthony E. Lang: „Parkinson's Disease: A Complete Guide for Patients and Families"

Horst Przuntek/Thomas Müller (Hrsg.): „Diagnosis and Treatment of Parkinson's Disease – State oft he Art"

Wolfgang H. Oertel/Günther Deuschl/Werner Poewe: „Parkinson-Syndrome und andere Bewegungsstörungen"

P. Riederer/D. B. Calne/R. Horowski/Y. Muzuno/C.W. Olanow/E. Poewe/M. B. H. Youdim (Hrsg.): „Advances in Research on Neurodegeneration"

Claudia Trenkwalder: „Parkinson – Die Krankheit verstehen und bewältigen"

www.ingramcontent.com/pod-product-compliance
Lightning Source LLC
Chambersburg PA
CBHW020653220526
45464CB00001B/417